国家癌症中心肿瘤专家答疑丛书

鼻咽癌

患者护理与家庭照顾

（第2版）

主　编　王　凯

中国协和医科大学出版社
北　京

图书在版编目（CIP）数据

鼻咽癌患者护理与家庭照顾 / 王凯主编. -- 2版. -- 北京：中国协和医科大学出版社, 2024.6

（国家癌症中心肿瘤专家答疑丛书）

ISBN 978-7-5679-2423-9

Ⅰ. ①鼻…　Ⅱ. ①王…　Ⅲ. ①鼻咽癌—护理　Ⅳ. ①R473.73

中国国家版本馆CIP数据核字（2024）第106218号

主　　编　王　凯
责任编辑　李元君　白　兰
封面设计　邱晓俐
责任校对　张　麓
责任印制　黄艳霞
出版发行　**中国协和医科大学出版社**
（北京市东城区东单三条9号　邮编100730　电话010-65260431）
网　　址　www.pumcp.com
印　　刷　北京天恒嘉业印刷有限公司
开　　本　710mm×1000mm　1/16
印　　张　12.5
字　　数　148千字
版　　次　2024年6月第2版
印　　次　2024年6月第1次印刷
定　　价　59.00元

编委会名单

编者名单

主　编　王　凯

副主编　张彦新

编　者　（按姓氏笔画排序）

王　宇　王　凯　乔涌起　任夏洋　刘金英

闫加庆　孙　萌　李国辉　杨　梅　杨芳宇

邹小农　张彦新　张淑香　易俊林　周海燕

赵京文　贾　贝　黄晓东　董碧莎

第2版前言

癌症是严重威胁人类健康的疾病。预防癌症、战胜癌症是医疗卫生机构和专家学者的使命与责任，也是广大人民群众特别是癌症患者和家属的希望与期盼。

2013年，为了科普宣传癌症防治知识，提高社会公众癌症防治意识，更主要的是帮助癌症患者和家属答疑解惑，我们编写了“国家癌症中心肿瘤专家答疑丛书”（以下简称“丛书”）。希望这套书能在预防、治疗、护理和康复上给予患者专业性的指导，以此帮助患者及其家属以科学的态度勇敢地面对疾病，与医务工作者共同努力战胜疾病。

丛书出版之后，受到了广大读者的欢迎。10多年来，癌症防治工作已经取得了长足进步，尤其是在一些肿瘤的临床治疗手段以及肿瘤照护方法等方面都有了新的进展，我们也不断收到读者、患者和家属的积极反馈，希望能不断更新癌症防治知识。

为此，丛书编委会决定对丛书进行修订。对丛书中涉及的诊断、治疗、营养、用药、康复知识进行了全面的更新迭代，力争站在科学最前沿，保证肿瘤防治知识的专业性、科学性和权威性。同时在文字表述上继续采用更加通俗易懂的语言，让大众更容易读懂和接受。

癌症防治任重道远。希望丛书能够帮助患者和家属更好地应对癌症，熟悉治疗和康复的每一个环节，全方位地为患者提供一份有益的指南和支持，增加患者战胜疾病的信心，从而能够更从容地重建生活、融入社会。

我们相信，随着医学科技不断进步，治疗手段不断创新，在不久的将来，癌症防治水平将得到更大的提升，健康中国的宏伟蓝图一定能够实现。

丛书编委会

2024年3月

前言

由于癌症已经成为我国常见病、慢性病，有关癌症的预防、治疗和康复等问题涉及越来越多的人群，人们希望得到相关的专业知识，以降低癌症对健康的威胁，减轻癌症对患者身体的损害，尤其是患者及其亲属更希望能够提高治疗效果，使患者早日康复。对于治疗中、治疗后的患者，在与癌症长期的斗争中如何给予他们更多的帮助，是在战胜癌症过程中贯穿始终的重要问题。长期持续的护理、细心科学的照顾，对提高癌症患者的治疗效果、尽早康复或带瘤生活都发挥着积极有效的作用。为此，我们编写了这套丛书，希望能够帮助患者及亲属掌握一些专业知识和技能，为患者在日常工作、居家生活时进行科学有效的服务。

“国家癌症中心肿瘤专家答疑丛书”（以下简称“丛书”），是专门应对癌症治疗和侧重于癌症护理的科普读物。由中国协和医科大学出版社于2014年出版的“国家癌症中心肿瘤专家答疑丛书”——《应对×癌专家谈》，共18个分册，主要侧重于癌症的临床治疗、康复和预防。继而国家癌症中心再次组织肿瘤专家编写了新的分册——《×癌患者护理与家庭照顾》，包括鼻咽癌、喉癌、甲状腺癌、肺癌、食管癌、乳腺癌、胃癌、结直肠癌、膀胱癌和宫颈癌，共10个分册，主要侧重于癌症患者的护理、照顾与膳食。《×癌患者护理与家庭照顾》比较系统地介绍了癌症检查、治疗、康复过程中的护理知识，以及家庭亲友如何对癌症患者进行更加专业的照顾，是对《应对×癌专家谈》的补充和完善。《应对×癌专家谈》侧重于医疗方面，《×癌患者护理与家庭照顾》侧重于护理方面。

新编分册包括肺癌等十种疾病，每种疾病内容独立成册。编者根据临床工作中患者、患者亲属常常提出的问题，设置了治疗与护理篇、营养与饮食篇、用药篇、心理帮助篇、功能康复篇、日常生活与复查篇等六个部分。丛书以问答形式与读者交流，读者通过目录查找到问题后，就可在书中找到答案。由于对患者护理、照顾的基本原理的一致性和方式上有许多相通，所以不同单册书中的内容也有相同部分，但对于不同癌症的不同治疗护理、照顾都在每一册书中进行了详尽介绍。合理的营养与膳食对增强患者机体的抵抗能力、完成治疗方案、提高治疗效果发挥着重要的作用。根据读者的需求，丛书中的营养部分为患者提供了一些常用的食谱，供患者参考选择。癌症，无论对患者本人还是对于患者家庭都是信心和意志的一个考验，因此，在治疗康复过程中，不可忽视的重要内容是将不断坚定战胜癌症的信心、增强与疾病斗争的意志，作为一项治疗内容同步进行。丛书中的“心理帮助篇”，希望为患者提供一些心理疏导，对患者改善心理状态有所帮助，真诚地希望患者能够尝试书中介绍的方法，积极应对疾病。

丛书的编者是国家癌症中心长期从事一线工作的医生、护士和药学、营养及其他专业的医务工作者，他们将专业知识与实践中积累的经验相结合，秉承科学、严谨、专业特点突出的原则，对丛书的内容、文字反复提炼、细心修改，力求实用、通俗易懂，能够给予读者最实际的指导和帮助。在丛书的编写过程中，编写者都是在繁忙的工作之余，抽出休息时间进行创作，尤其编者中许多是从事护理工作的骨干，她们在每天24小时倒班的空隙中挤出时间按时完成书稿的编写，充分表达了她们对患者的真挚爱心。刘金英老师承担了“营养与饮食篇”的编写，精益求精反复修改；李国辉主任组织编写了“用药篇”，编者们用十个月的时间便完成了全部书稿的编写，通过此书将医疗护理工作从医院延伸到了社会、家庭。在此，对他们辛勤的付出表示诚挚的感谢。非常感谢首都医科大学的杨芳宇教授，应邀编写了“心理帮助篇”，运用心理学原理给予患者帮助。在丛书编写过程中，策划编辑张平主任，建立微信群、收发书稿，全方位联系参编部门及人员，并参与了公共部分内容的修改，在每一个环节上都付出了艰辛劳动，对她为本套丛书出版做出的贡献致以衷心的感谢。丛书顺利与读者见面，还要感谢中国协和医科大学出版社吴桂梅主任带领的编辑团队，是她们的工作将丛书尽快送到了读者的手中。

作为科普读物，丛书在内容的收集、语言的使用等方面还存在着许多不足，敬请读者多提宝贵意见。

最后，为了更加美好的明天，我们将永不言弃。

丛书编委会

2016年10月

目录

一、治疗与护理篇

二、营养与饮食篇

三、用药篇

五、日常生活与复查篇

一、治疗与护理篇

1. 如何认识鼻咽癌?

鼻咽癌是源于鼻咽上皮的恶性肿瘤，鼻咽位于整个头部的中央，大约相当于鼻尖水平，位于鼻尖往后6～8cm，是一个空腔结构，前面与鼻腔相通，下面与口腔相通。鼻咽周围有非常重要的器官和组织结构，包括眼睛、颅底骨、大脑组织、脑干和脊髓等。

由于位置深在，症状可不明显或无特异性，病变可从鼻咽腔的黏膜向前、后、上、下、左、右生长，破坏鼻咽周围的组织和结构。向前生长可堵塞鼻孔，可能出现鼻塞、回吸涕带血等鼻部症状。向两侧侵犯，早期压迫咽鼓管可出现耳鸣、听力下降等耳部症状。晚期破坏范围进一步扩大后，向鼻咽两侧侵犯可导致张口困难；向上可破坏颅底骨或者从颅底骨骼上与颅内相通的孔道长入颅内，压迫和破坏相关的结构，可出现相应的头痛、面部麻木、复视，甚至是视物模糊或视力减退等症状。

2. 怎样早期发现鼻咽癌?

如要早期发现是否患有鼻咽癌，需要了解鼻咽癌初发时最常见的几种症状：颈部的包块、鼻塞、回吸涕带血、耳鸣耳闷、听力下降等。如果无明显的诱因就出现这些症状，应该及时到医院进行鼻咽镜的检查，以尽早发现病灶，尽早开始治疗，可以显著地提高治愈的概率。如果您的籍贯是鼻咽癌高发区如广东省、广西壮族自治区、福建省、湖南省、江西省等地，应该定期进行EB病毒筛查[1]，有助于发现早期鼻咽癌；如果您的亲属得过鼻咽癌或者其他肿瘤，应该定期进行肿瘤标记物的筛查，如果发现EB病毒复制情况，应及时至医院就诊。基层医生发现可疑病例，应及时转往上级医院确诊，可减少漏诊及误诊，提高早期诊断率。

3. 什么情况下提示您可能患鼻咽癌了？

出现下列高危信号的患者，提示可能患鼻咽癌了：①间断或持续性的鼻塞、涕血或回吸涕带血；②耳鸣、听力减退；③头痛；④面部麻木或复视；⑤颈部淋巴结肿大等。鼻咽癌家族成员患鼻咽癌的危险性较正常人群显著增高，尤其是一级亲属的危险性很高，应定期进行排查。

4. 早期诊断鼻咽癌的常用方法有哪些？

（1）对鼻咽癌可疑患者，首先询问其病史及肿瘤家族史。一般是指一级亲属（指一个人的父母、子女及同父母的兄弟姐妹）或者二级亲属（指一个人和他的叔、伯、姑、舅、姨、祖父母、外祖父母）中有患肿瘤尤其是鼻咽癌的人群［注：一级亲属、二级亲属，不同于直系亲属（指有直接血缘关系或婚姻关系的亲属）］，应注意提示鼻咽癌的高危信号，包括EB病毒扩增、鼻咽癌的早期症状等。

（2）间接鼻咽镜检查，其操作较简单、快捷、经济。

1 筛查：通过询问、查体、实验室检查和影像学检查等方法对“健康人”针对某种或某些疾病有目的进行的检查，是早期发现癌症和癌前病变的重要途径。

（3）颈部淋巴结触诊[1]，鼻咽癌的颈部淋巴结转移率很高，初诊时约有70%的患者出现颈部淋巴结肿大，且出现较早，可发生在耳鼻症状出现之前。

（4）纤维鼻咽镜检查，可以更为直接地观察到鼻咽的肿物，判断肿物性质，并且可以获得病理诊断，进行确诊。

（5）影像学检查，如CT及MRI检查，尤其是MRI平扫＋增强检查，对判断鼻咽肿瘤的侵犯范围非常有用。但此项检查目前不是筛查手段。

（6）鼻咽活体组织检查，当鼻咽镜发现鼻咽有可疑病灶或肿瘤时，应做鼻咽活检[2]；对于颈部淋巴结肿大而怀疑鼻咽癌者，可在纤维鼻咽镜下进行鼻咽黏膜活检，以获得病理诊断。

5. 确诊鼻咽癌的“金标准”是什么？

确诊鼻咽癌最重要的方法是病理诊断，是诊断的“金标准”。主要通过间接鼻咽镜或者纤维鼻咽镜从鼻咽部肿物上取出组织送到病理科进行病理诊断分析。病理诊断需要取较大的病变组织块才能比较准确地诊断，然而在某些情况下，如肿瘤较小或者肿瘤合并有感染或坏死时，一次活检可能没有取到肿瘤组织。这种情况下，应该再次进行活检，最好能够获得鼻咽部位肿物的病理诊断，这样治疗起来比较有针对性，而且可以获得更好的疗效。如果鼻咽部难以取到活体组织或者多次活检仍无法确诊时，可以考虑对颈部肿大淋巴结行穿刺细胞学

1　触诊：医生用手指或触觉为患者进行体格检查的方法。

2　活检：活体组织检查简称“活检”，是指应诊断、治疗的需要，从患者体内切取、钳取或穿刺等取出病变组织，进行病理学检查的技术。

活检，并进行相关的免疫组化[1]检查以及原位杂交检查。在治疗前获得病变的病理诊断至关重要，一定要尽一切努力去获得病理诊断。

6. 什么是纤维鼻咽喉镜检查?

纤维鼻咽喉镜[2]检查是用光导纤维制成的导光束软管，通过鼻腔，深入到鼻咽喉腔内，直接观察病变、拍片和局部钳取活体组织的一种检查方法。此项检查痛苦小，患者易于接受。

7. 患者做纤维鼻咽喉镜检查时应注意什么?

（1）在检查开始前，医生会在患者的口咽或鼻腔内喷入或滴入黏膜表面麻醉药和血管收缩药物。所以，如果患者有局部麻醉药（丁卡因、利多卡因）及麻黄素过敏史、高血压病史，请务必告知医生。

（2）患者需要配合并注意以下事项。

1）检查前4小时禁食，以免检查过程出现呕吐、误吸[3]。

2）检查前取下义齿、眼镜。

3）患者取坐位或仰卧位，头后仰固定进行检查（患者手中备纸巾）。

4）镜检后咽部会稍有不适，最好卧床休息2～3小时。

5）局部麻醉药的作用可维持2～3小时，此期间不要进食、饮

1　免疫组化：应用免疫学基本原理——抗原抗体反应，即抗原与抗体特异性结合的原理，通过化学反应使标记抗体的显色剂（荧光素、酶、金属离子、同位素）显色来确定组织细胞内抗原（多肽和蛋白质），对其进行定位、定性及定量的研究，称为免疫组织化学技术。

2　纤维鼻咽喉镜：一种光学检查仪器，由产生光源的部件和可以进入鼻咽部和喉部的长管状镜身构成。镜身直径较细，通常为4～5毫米，可以通过鼻腔进入鼻咽部和喉部，直接观察这些部位是否正常。

3　误吸：字面上讲就是错误的吸入呼吸道。吸入物可以是液体、食物、异物等，如果手术，吸入物则是胃内容物，如胃液、食物等可因呕吐而被吸入呼吸道，造成呼吸道阻塞、吸入性肺炎，甚至窒息等严重后果。

水，以免呛咳造成误吸。

6）取活检的患者当日不宜进食过热食物，以免诱发创面出血。

（3）如有出血、呼吸困难等不适症状，随时告知医生或护士，以便及时对症处理。

8. 为什么鼻咽癌患者要做间接鼻咽喉镜检查？

间接鼻咽喉镜检查是鼻咽癌常用的检查手段之一。这项检查简便、无创伤、不良反应小，患者容易耐受。间接鼻咽镜检查方法如下：医生头戴额镜，用专用的间接镜放到患者口腔内，通过光线的反射对口咽、鼻咽、下咽、喉等部位直接进行观察，确认这些部位是否有异常情况。鼻咽癌放疗期间，医生会经常通过这项检查来观察鼻咽部肿瘤的消退情况以及周围黏膜反应情况。

9. 鼻咽癌常见的病理类型有哪些？

鼻咽癌有不同的病理类型分类，目前临床上主要采用2005年世界卫生组织（WHO）分类标准，分为非角化型鳞状上皮细胞癌、角化型鳞状上皮细胞癌以及未分化型鳞状上皮细胞癌三类，其中非角化型癌是我国鼻咽癌患者最常见的病理类型，约占95%。这三种病理类型的肿瘤对放疗和化疗的敏感性不一样，非角化型癌的放化疗敏感性最好，但是远处转移率较高，总体生存率要高于其他两种类型。

10. 为什么有些鼻咽癌患者要做免疫组化检查?

通常在病理苏木精–伊红（HE）染色标本的诊断结果报告出具后，医生通常会建议进一步进行免疫组化和原位杂交检查，检测是否存在抗肿瘤治疗靶点。最常见的是人表皮生长因子受体（EGFR）[1]和血管内皮生长因子（VEGF）[2]检查，可以帮助医生决定是否使用靶向药物，使用何种靶向药物，其他还包括免疫治疗相关的指标，细胞程序性死亡-配体1（PD-L1），CD8＋。目前的研究显示，PD-L1表达综合阳性评分（CPS）＞1者，尤其是≥20者，免疫治疗疗效更佳，CD8＋的T细胞较多，也与免疫治疗疗效好有一定的相关性；此外，Ki-67反映了肿瘤细胞的增殖情况，*P53*基因有助于判断药物耐药性等。EB病毒的原位杂交检查是确诊非角化型鼻咽癌的指标。

11. 鼻咽癌患者做MRI增强扫描检查较CT有什么优势?

鼻咽周边相邻的结构主要为软组织和颅底骨质，鼻咽癌原发病灶的主要特点是鼻咽部病变向周围肌肉、窦腔、椎体、颅底骨组织浸润性生长，甚至侵犯脑组织。而鼻咽部的MRI增强扫描检查对肌肉组织以及骨皮质是否受侵犯的显示较CT检查分辨率高，可清晰显示鼻咽腔内病变，同时更清楚地显示病变向四周侵犯的情况，能够有助于临床医生确定鼻咽癌局部病变的范围，并结合其他全身检查作出准确分

1　表皮生长因子受体（EGFR）：指正常上皮细胞或来源于上皮组织的肿瘤细胞表面表达的一种蛋白质。它与血液中或肿瘤细胞自身分泌的一种叫做表皮生长因子的物质具有配对结构，能被表皮生长因子识别并和它结合，因此叫作表皮生长因子受体。

2　血管内皮生长因子（VEGF）：指一种能够刺激血管内皮细胞生长、形成新生血管的蛋白质。

期。目前国内外制定的鼻咽癌治疗指南都是基于准确分期来进行推荐的，因此准确分期对选择正确、适宜的治疗方案等有很大帮助。MRI检查还可以针对头部从横断面、冠状面、矢状面分别显示病变，较CT更清楚地显示肿瘤侵犯的情况，利于确定肿瘤的分期；另外，结合不同MRI增强扫描的序列显示，对肿瘤与鼻窦的阻塞性炎症的鉴别比较容易；中耳积液在MRI图像上的显示也非常清楚。目前，鼻咽癌放疗的最佳技术是调强适形放疗，需要准确地勾画出肿瘤的部位，而MRI则是最佳的影像。因此，MRI尤其是增强MRI有助于正确地勾画靶区，避免肿瘤漏照，或者过度照射等。

12. 鼻咽癌患者为什么要做颈部MRI检查?

由于MRI检查具有对软组织分辨率高的特点，不仅可以清楚显示颈部各区域淋巴结大小，是否侵犯到淋巴结，肿瘤内部是否坏死以及淋巴结与周围肌肉、血管的关系等，更进一步提高肿瘤分期的判断准确性，很好地帮助临床医生明确肿瘤分期，选择最佳的治疗方案。

13. 确诊鼻咽癌后为什么还要做许多其他全身检查?

鼻咽癌为恶性肿瘤，除了局部四周侵犯，还有可能向颈部淋巴结以及全身其他脏器或组织转移。医生为了选择最佳治疗方案，首先需要明确鼻咽癌的分期。全身检查是对鼻咽癌正确分期不可缺少的环节，所以在确诊鼻咽癌后还需完善全身检查，评价是否有脏器或组织转移。尤其对于颈部有大淋巴结转移或者局部肿瘤期别较晚，以及EB病毒血浆效价非常高的患者，更需要进行全身检查。鼻咽癌最常见的转移部位有骨、肝和肺，合并转移时，有时并没有相关脏器损伤的症状或者特异性的临床表现。胸部和腹部的增强CT、腹部超声或增强MRI，可以观察有无肺部和肝脏的转移；骨扫描检查主要是通过观察骨代谢情况评价骨病变程度，骨扫描通常可以在骨转移症状如骨痛等出现数月之前发现骨转移病变，可以帮助更好地确定肿瘤分期；PET/CT对于确定颈部小淋巴结的性质，发现远处转移的敏感性更有优势，完善的全身检查也为临床医生选择更优的治疗方案提供依据。

14. 鼻咽癌患者能否用PET/CT检查代替所有检查?

PET/CT检查需要注射药物后行全身扫描，通过观察病变组织的代谢情况来反映病变特点。肿瘤组织、炎症组织在PET/CT图像上都可表现为高代谢灶，某些正常组织如脑组织也可表现为高代谢。此外，PET/CT在空间的分辨率方面相对欠佳，表现在具体细节性的解剖结构显示不清晰，尤其是在分辨鼻咽周边的颅底骨质、脑组织、鼻窦等方面，难以准确判断病变的部位，从而难以明确具体的分期，影响对疾病程度的判断。目前，在鼻咽癌患者的检查中，国内外的专家们并不支持用PET/CT代替所有检查，临床中主要将PET/CT检查用于发现远处转移灶和判断颈部小淋巴结的性质，对于鼻咽癌治疗后鉴定肿瘤残存或复发也有一定的帮助。

15. 鼻咽癌是如何分期的?

在2017年前，我国的分期与国际上不尽相同，在国内多采用我国制定的特殊分期方式，如1993年福州分期标准，2008年分期标准等。除了我国，其他国家和地区多采用国际抗癌联盟/美国癌症联合委员会（UICC/AJCC）制订的TNM分期。我国，尤其是两广、福建几个省份是鼻咽癌的高发地区。我国多个鼻咽癌的诊疗中心（包括香港），在调强适形放疗的时代背景下，针对鼻咽癌不同受侵部位对预后[1]的影响做了大量的工作，并发表了大量的相关研究结果。其中多数为AJCC分期所采纳，并在2017年第八版鼻咽癌分期中进行了很大改动。至此，鼻咽癌分期达到了国内国际的统一。根据国际和国内的指南，患者在被确诊鼻咽癌后，应完善鼻咽部、颈部MRI扫描，纤维鼻咽喉镜以及全身检查（包括CT、PET等），按病变的不同程度共分为四期，从轻到重，分别为Ⅰ、Ⅱ、Ⅲ和Ⅳ期。其中Ⅳ期病变又可根据鼻咽部病变、淋巴结病变以及是否有远处转移等进一步分为Ⅳa期、Ⅳb期，主要由原发灶的T分期、颈部淋巴结的N分期，以及是否有远处转移的M分期共同组成。如果患者病变累及颅底骨质、海绵窦等部位，可能出现头痛、脑神经异常等症状，显示为T分期晚期。如果颈部淋巴结较多、较大，而且在颈部的位置比较接近锁骨，说明属于N分期晚期。如果有远处转移则属于M分期晚期。任一项显示晚期，治疗方案均需要进行调整。

16. 鼻咽癌能治好吗?

鼻咽癌对放化疗比较敏感，尽管患鼻咽癌非常不幸，但与大部分肿瘤相比，鼻咽癌的治疗效果较好。肿瘤分期的早晚是决定疗效非常重要的因素。一般情况下，鼻咽癌从早到晚分Ⅰ、Ⅱ、Ⅲ、Ⅳ期。在

1 预后：指预测疾病的可能病程和结局，只是医生们依据某种疾病的一般规律推断的一种可能性，这种可能性通常是指患者群体而不是个人。

现有的治疗条件下，各期鼻咽癌患者治疗后的5年生存率分别为：Ⅰ期95%左右，Ⅱ期为85%～90%，Ⅲ期为70%～80%，Ⅳ期60%左右。即使是有远处转移的Ⅳc期患者，经过合理治疗后，仍有非常多的患者能够长期生存；对于治疗后复发或有转移的患者，部分患者的治愈率达到30%。而且现阶段放射治疗技术进步很快，调强放疗技术应用后，不仅生存率有所提高，而且治疗后的不良反应相对常规放疗明显减少。加之患者自身治疗后进行正确的功能锻炼，治疗后患者的生活质量非常高，很多患者治疗后可恢复到正常人的生活状态，学习、工作、生活都不耽误。因此，鼻咽癌患者要积极应对，选用正确的治疗方法，绝大多数患者都能获得比较好的疗效。所以，即使患鼻咽癌，也一定要树立信心，相信自己能够战胜癌症，成为抗癌明星。

17. 怎样尽快正确地治疗鼻咽癌?

就诊时选对科室非常重要，有鼻咽癌的临床表现，如果在综合性医院就诊，首选耳鼻喉科或五官科，初步排除鼻咽癌。如果怀疑鼻咽癌，取得病理诊断后，建议马上就诊放射治疗科或转诊肿瘤专科医院。如果一开始在肿瘤专科医院就诊，首选放射治疗科，这样患者会得到比较全面的指导，不至于耽误时间。看病流程如下：

（1）首先，可挂放疗科头颈门诊的普通号/专家号，门诊医生通过问询其病史及进行相关查体后，对涉及治疗所需要的相关检查和要求都会一次性地告知。

（2）上述相关检查结果出来之后，患者再挂放疗科头颈门诊的普通号/专家号。医生将根据检查结果初步确定患者病期，再决定是否与化疗科医生协商治疗方案，是否先行诱导化疗或同步放化疗及放疗后辅助化疗。

（3）患者根据医生提供的治疗方案前往相关科室进行治疗。

（4）如果做放疗，患者必须先处理好口腔龋齿，这个过程需要较长时间，必须提前准备。

（5）患者可以在门诊接受放疗，也可以住院放疗，其治疗效果都是一样的。

18. 鼻咽癌的治疗原则有哪些？为什么不做手术？

鼻咽癌生长在头颅的正中央，被颅底的骨头包绕，与控制人体视力、听力、语言、运动以及呼吸等重要功能的器官和组织邻近。鼻咽癌向周围生长可以破坏或者危及这些器官或组织，通常为不规则生长、边界不清。鼻咽癌的生长特点决定了手术治疗在鼻咽癌治疗中的局限性，因为手术治疗不容易将肿瘤完全切除干净，同时如果为了尽可能切除肿瘤，就无法对重要的器官和功能进行保护。鼻咽部的生理结构特点表现为容易出现颈部淋巴结转移。确诊鼻咽癌的患者中，有80%都有淋巴结转移，而且通常是多发淋巴结转移和/或双颈淋巴结转移。鼻咽癌具有对放疗和化疗都敏感的特性，加之在生长、转移方面的特点，决定了鼻咽癌治疗应以放疗作为第一选择，即放疗是首选的治疗手段。

总体治疗原则是根据患者的病期早晚来制订的。针对早期鼻咽癌，单纯放疗就能完全治好；针对中晚期鼻咽癌，治疗原则应该是放疗联合化疗，随着新药的出现以及临床研究的进行，靶向药物和免疫治疗也逐渐加入鼻咽癌的治疗，但是主要的治疗方式仍然是放疗；诊断时就发现有远处其他脏器转移的患者应该以化疗为主，可以根据患者的自身情况、病变以及病理特点，辅以靶向和免疫治疗，化疗后根据情况行放射治疗。

19. 鼻咽癌患者放疗期间是否都需要做化疗呢？

鼻咽癌是放疗敏感的肿瘤，也是化疗敏感的肿瘤，早期鼻咽癌患者，通过放疗完全能够治好，不需要化疗。局部晚期的鼻咽癌，由于肿瘤负荷大，与周围重要组织的关系密切，加上出于保护这些重要结构的目的，肿瘤放疗可能因照射剂量不足，导致其控制率下降，局部晚期鼻咽癌单纯放疗疗效5年生存率为50%左右。为了进一步提高疗效，鼻咽癌高发地区如美国等开展了很多临床研究。结果显示，针对局部晚期的鼻咽癌，在放疗的同时，给予含有顺铂的化疗，5年生存率提高到了75%左右。因此，目前的标准治疗方案里，针对局部晚期的鼻咽癌，推荐给予同期放化疗。

20. 鼻咽癌患者放疗期间可以联合靶向治疗吗？

靶向治疗药物治疗肿瘤具有非常强的特异性，它可以针对肿瘤细胞发生、发展、生长过程中的特定分子靶点对肿瘤细胞起杀伤或抑制作用。但由于调控肿瘤细胞生长和肿瘤细胞特征的位点特别多，大部分分子靶向治疗药物在单独使用时，其治疗肿瘤的有效率只有15%～30%。目前，大部分临床研究证明，靶向治疗药物与放疗以及化疗联用能起到较好的效果。因此，放疗期间可以联合使用有效的靶向治疗药物。

21. 放疗是怎么回事？

简单来说，放疗就是利用放射线能杀死肿瘤细胞的基本原理来治疗肿瘤。目前，用来治疗肿瘤的放射线主要有高能量的X射线、β射线以及最常用来做近距离治疗的γ射线。这些射线杀死肿瘤的方式是射线进入肿瘤内通过损伤肿瘤细胞核内的DNA，导致肿瘤细胞死亡，从而达到治疗肿瘤的目的。

22. 放疗的过程分为哪几个阶段？

放疗是一个系统工程，需要做大量的工作，一般把整个放疗过程分成三个阶段：第一阶段为准备阶段；第二阶段是放疗计划设计阶段；第三阶段是治疗的执行阶段。

（1）准备阶段需要完成的工作：完善各项检查，确定肿瘤性质和分期，明确肿瘤范围。做好放疗前准备工作，如签署放射治疗知情同意书；头颈部放疗前需做口腔处理；肿瘤合并有感染者也需要控制感染，如全身应用抗生素或者使用过氧化氢溶液（双氧水）漱口等。如果有其他影响放疗的合并症也需要先治疗纠正。同时，患者及其家属也需要做好心理和身体上相关的准备工作。

（2）计划设计阶段：医生根据患者的病情，以及患者的要求和愿望，共同选择放疗技术，完成患者CT模拟定位或MRI模拟定位。医生会在CT上进行肿瘤靶区和全部累及器官的勾画，物理师进行放疗计划的计算、放疗计划的验证等相关工作。医生和物理师共同确认治疗计划之后，将计划下传至加速器治疗室。

（3）放疗的执行阶段：放疗开始执行，每周需要进行治疗位置正确与否的验证并对患者的肿瘤和正常组织进行检查，观察疗效以及不良反应的发生。如肿瘤消退不满意，需要进行治疗计划和联合治疗方案的调整，如果有不良反应需给予相应的处理，包括口腔皮肤炎症的处理，营养不良和电解质紊乱[1]的纠正。

23. 为什么放疗前需要签署知情同意书?

放疗是肿瘤治疗的主要手段之一，我们通常说，放疗是一把“双刃剑”，既能治疗肿瘤，也会对身体的健康组织造成损害。有时候放疗带来的损伤比较严重，对生活质量和患者的自理能力造成一定影响，严重时甚至危及生命。因此，患者在放疗前必须对所患肿瘤进行放疗可能带来的损伤有比较充分的了解，权衡利弊，在能够承担风险的前提下，接受放疗。在治疗开始前，医生会向患者及其家属交代风险，让其充分了解，在完全同意和自愿的前提下，签署放疗知情同意书；如果是未成年人或者丧失民事能力的患者，由其监护人签署知情同意书。

24. 什么是调强适形放疗?

调强适形放疗是目前最先进的肿瘤放疗技术之一，是精确的放疗技术，是利用CT图像重建肿瘤与其周围器官的三维空间结构的技术。可在不同的方向设置一系列与病灶形状一致的适形照射野，使得高剂

1 电解质紊乱：指血液中的离子，如钾、钠、碳酸氢盐、钙、镁、磷、氯出现异常升高、降低或比例失衡。出现电解质紊乱后患者会出现一系列不适症状。

量区的分布形状在三维方向上与肿瘤靶区形状一致，而且射线束的剂量强度能够按要求进行调整。该项技术不仅能够使靶区接受较高且均匀剂量的照射，提高肿瘤的控制率，而且能够降低周围正常组织的照射剂量，减少正常组织的损伤，改善患者的生活质量。由于每位患者情况存在个体差异，在高剂量和保护正常组织这两方面的权重也不一样，有时候会考虑让肿瘤接受的放射剂量多一些，有时候会考虑降低放射剂量将保护正常组织看得更为重要一些。医生们会从患者的需求及肿瘤的具体状况出发综合考虑，目的就是使患者得到最好的疗效和最少的正常组织损伤。

25. 调强放射治疗流程是什么？

调强放射治疗的具体流程如下：体位固定→螺旋CT扫描，获取病变部位影像资料→资料传输至计划系统→靶区及正常组织勾画，确定处方剂量→设计调强适形放疗计划→计划验证通过→计划传输至治疗加速器→实施调强放疗。

26. 鼻咽癌调强放疗的CT模拟定位是怎么回事？

定位阶段，即根据病灶部位、患者的具体情况，决定患者采用什么样的体位。既要符合放疗实施的要求，又要使得患者尽可能保持自然状态，采用较为舒适的姿势。此外，还需要选择固定方法能够保证患者在每次治疗时的位置一致。了解这些内容的过程就是定位的过程。CT模拟定位获得的是患者需照射部位的断层图像，再经过计算机处理后，可以获得整个需照射部位的三维立体图像，非常逼真地还原肿瘤和周围组织的关系。现在大多数放疗中心采用CT模拟定位，鼻咽癌患者CT模拟定位时选择使用头颈肩面罩进行固定；患者扫描以及治疗时应尽量采用经鼻腔呼吸，在呼吸气流的作用下将软腭推向前下方，从而更加有利于对软腭及口腔黏膜的保护。

27. 鼻咽癌调强放疗定位后为何还要2～3周时间才能治疗？

调强放疗技术先进，但也非常复杂，对设备、医生都有很高的要求。调强放疗是非常精确的治疗，也就是说，哪里有肿瘤就需要准确照射到哪里。因此，医生要花大量的时间和精力去搞清楚哪里有肿瘤，这需要有高超的技术和丰富的知识。医生需要花时间对患者病变部位的CT/MRI图像进行仔细的阅读、测量，确定肿瘤生长在哪个部位，破坏了哪些结构和组织。

在明确了肿瘤的范围和淋巴结转移的状态后，医生要确定哪些地方需要照射和哪些组织器官需要保护，这也是一项精细的、费时费力的工作。医生需要在患者的定位CT图像150多个层面的每一个层面上把需要照射的肿瘤组织、需要保护的正常组织都勾画出来。有时在一个层面上需要画十几种结构，这也需要大量的时间。

在靶区勾画完成后，还需要物理师根据医生的要求设计出照射方案，也就是通常所说的放疗计划设计。这个过程中需要处理的参数有上万个，目前非常先进的计算机计算一遍也需要几十分钟，而且一项计划通常需要计算很多遍。在中国医学科学院肿瘤医院，对计划的要求非常高，物理师通常会对同一个患者做10个以上的计划，从中挑出最好的、最满意的计划供医生评价和挑选。最好的计划被物理师和医生选中后，用它来治疗患者前还需要在加速器上模拟治疗患者的情形，进行剂量检查，看看是否真的如计划所显示的一样完美，这个过程叫计划验证，只有通过了验证的计划才能用来给患者实施治疗。由此可以看出调强放疗技术的先进性和复杂性，也就不难理解为何需要等待的时间较长了。只有把靶区画准确了，计划做好了，才能收到最佳的效果。中国有句古话“磨刀不误砍柴工”就很形象地说明了这种等待是非常必要的。

28. 鼻咽癌患者为什么对颈部也要进行放疗?

鼻咽部淋巴管网丰富，早期鼻咽癌患者就可以出现颈部淋巴结转移。此外，有30%的患者的首发症状为颈部淋巴结肿大，确诊时有80%的患者伴有单侧或双侧颈部淋巴结转移。因此鼻咽癌的调强放疗靶区包括双颈部淋巴引流区，并根据转移发生的概率的高低分别给予不同剂量照射。

29. 鼻咽癌放疗患者为什么不适合做锁骨下静脉穿刺?

首先，颈部照射是鼻咽癌放疗必不可少的环节。鼻咽癌放疗患者不适合做锁骨下静脉穿刺的理由如下：①锁骨下静脉穿刺留置中心静脉导管的位置恰好在放疗头颈肩的固定面罩内，在每次照射使用时，面罩的安装和取下都增加了脱管风险；②照射区域有穿刺皮肤的破损，受感染概率增加；③中心静脉导管用胶布和敷料粘贴固定，每次换药取下胶布和敷料时，有皮肤破损的危险；④颈部外用治疗放射性皮炎的药物效果受到影响；⑤固定导管的胶布和敷料容易被外用药膏或药油污染，使其粘贴牢固性降低，增加脱管的风险；⑥维护中心静脉导管时，穿刺局部使用碘酒、酒精等消毒剂，会加重照射野区域皮肤反应程度。基于以上诸多不利因素，鼻咽癌放疗患者不适合做锁骨下静脉穿刺中心静脉置管。

30. 放疗过程中有痛苦吗?

放疗本身毫无痛楚，每次治疗时间在10分钟左右。在放疗开始前，技术员会为患者进行治疗摆位，患者要尽量放松。当治疗摆位确定后，患者会单独留在治疗室内接受放疗。治疗进行期间，技术人员会在隔壁房间，通过闭路电视仔细地观察患者的情况。如患者有需要（出现不适症状如憋气、心悸等），可以通过对讲机与治疗技术员通话；如果体位固定后讲话不方便，可以通过将腿抬高，或举起手臂等动作来寻求帮助，技术员会立刻关机来帮助患者。治疗过程中，尽量保证照射部位不要移动。

31. 鼻咽癌放疗一个疗程需要多长时间?

鼻咽癌的调强放疗需要做30～33次，放疗的时间安排是周一至周五连续治疗5次，周六、周日休息2天。目的是保证肿瘤得到杀灭的同时，正常组织有时间得以部分恢复，使得放射治疗能够顺利进行。所以，鼻咽癌根治性放疗的时间为6～7周，每次照射时间根据治疗技术来确定，需要5～20分钟。如果需要进行体位的验证，需要的时间还要有所延长。

32. 放疗前患者需要做哪些心理准备?

放疗是一个相对较长的过程，患者在治疗前需要做的心理准备有以下几点：

（1）患者要树立起战胜疾病的信心：鼻咽癌对放疗敏感，目前治疗效果非常理想，要相信在医生的努力和自己的配合下，一定能够治愈。

（2）患者要调整好心态：有的患者得知自己患病后，非常恐惧，这样对治疗百害而无一益。因此，在治疗前要坦然面对，积极配合治疗。

（3）患者要做好克服困难的心理准备：放射治疗过程中会出现一些不良反应，包括口腔黏膜炎、皮肤炎、口干、味觉改变等，这是机体对外来刺激作出的反应，医生也一定会想办法将不良反应发生率和严重程度降到最低，完全有办法让患者完成治疗。

33. 放疗前家属需要做哪些准备?

作为家属，当自己的亲人患病的时候，肯定心里特别着急、慌张，一时间不知如何是好。这很正常，但要迅速冷静下来，面对现实，考虑一下自己能做什么。

（1）患者家属要保持镇定、平和的心态，承担起家庭的重任，让患者感到安心。

（2）患者家属要营造良好的亲情氛围，使患者能够感受到亲情的温暖，多鼓励患者，使其对战胜疾病充满信心。

（3）患者家属要消除患者的心理和精神负担，让患者能够集中全部的精力去治疗疾病。

（4）患者家属要学习成为一个最适合患者的厨师，保证患者的营养支持。

放疗非常重要的一点就是要保持治疗位置的准确性。因此，治疗过程中保持体重是非常重要的，这就要求保证足够的营养摄入以获得充足的体力。而且在鼻咽癌放疗过程中患者伴有或多或少以及或轻或重的放疗反应，味觉、食欲和进食都会受到一些影响。所以，要为患者做些喜欢的口味、容易吸收和消化、高蛋白的食物。当然，营养支持要避免越贵越好的误区，食用平常的食物，保证一定量的肉、蛋、奶和蔬菜摄入，适合患者口味即可。

34. 做放疗对患者的衣服有什么要求吗？

为了减少对照射区域皮肤的摩擦和刺激，建议患者放疗期间穿着柔软宽松、吸湿性强的纯棉内衣，避免穿着粗糙及化纤类衣物。头颈部接受放疗的患者，勿穿着硬领衬衫，男士不打领带，上衣最好穿着无领开衫，便于穿、脱和保护颈部皮肤。

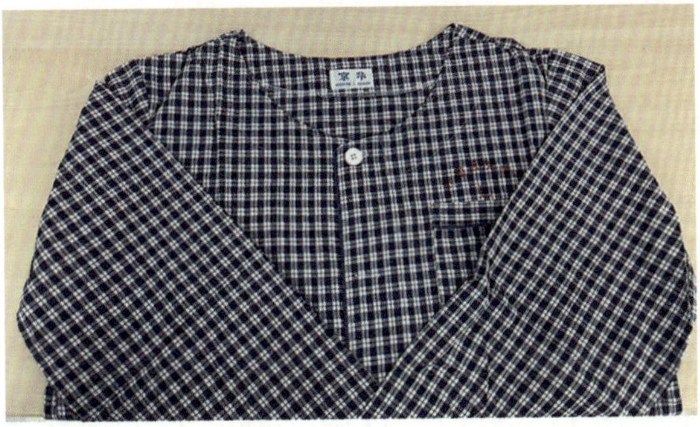

35. 鼻咽癌患者放疗前怎么应对合并症?

有些癌症患者可能会合并有其他疾病，如心脏病、高血压、甲状腺功能亢进（甲亢）、糖尿病等。这些合并疾病多是常见病，并不稀奇，有合并症也不必紧张，这些疾病都有办法得到控制，不影响对癌症的放射治疗。治疗中医生会关注这些疾病的控制情况。同时作为患者，要按时服用治疗合并症的药物，并及时向医生反映病情变化情况，必要时，医生会进行药物或者剂量的调整。

36. 有糖尿病的鼻咽癌患者放疗的风险会增加吗?

糖尿病是一种常见病，很多患者在诊断癌症时合并有糖尿病，有的已经有多年糖尿病病史了，有的是初次发现患有糖尿病。那么，糖尿病会影响放疗疗效吗？会增加放疗不良反应吗？严格来说，如果血糖控制平稳的话，一般不会影响放疗的进行，所以，合并有糖尿病的癌症患者不必担心。伴有糖尿病的患者的正常组织对放疗要更敏感些，可能放疗反应要稍微重一些。医生在治疗过程中会密切关注患者的反应，给予积极的处理，保证患者能够顺利完成治疗。有血糖仪的患者，可以增加监测血糖的次数和频率，了解血糖控制情况，并及时告知医生，协助控制好血糖。

37. 鼻咽癌患者放疗前为什么要做口腔处理?

鼻咽癌放疗过程中，牙齿、牙龈、颌骨是不可避免地要受到照射的，放疗导致的涎腺功能的下降，也可加重口腔感染的风险。所以在放疗前，您一定要配合医生做好口腔的处理。放疗前保守治疗患齿、充填龋齿，拔除短期内难以治愈的患牙和残根，如有严重的牙龈炎，也要积极对症处理；放疗后短时间内禁止拔牙，因为如果处理不当易引发颌骨骨髓炎或骨坏死等严重并发症。

38. 鼻咽癌患者拔牙后有哪些注意事项?

（1）患者接受拔牙术后，以纱球压迫创面的时间应至少1小时，因个体情况差异，请遵循口腔科医生的嘱托，压迫时间不宜过短。

（2）拔牙后当日不能漱口、吸烟及吃过热的食物，以免刺激诱发出血过多。

（3）术后1～3天，创面局部可能出现疼痛、出血、牙龈肿胀、开口受限等反应，亦可出现全身低热、睡眠差、食欲缺乏等症状。如症状加重需告知医生，以便及时对症处理。

39. 为什么鼻咽癌放疗前要摘除金属牙套?

在放疗中金属物质可形成次级电子，使其相邻组织受照射线的剂量增加，更易在早期导致溃疡且不易愈合。所以在放疗前应摘除金属牙套，避免造成周围组织的损伤。

40. 为什么放疗前患者要修剪头发?

鼻咽癌患者在放疗计划制订前，医生需要为患者确定好体位，制作一个专用的体位固定面罩，在每次治疗时用于体位固定，以保证放疗的精确度，因此这个面罩合适与否非常重要。建议患者在进行治疗前期的准备时，把头发理成自己喜欢的发型，女性患者建议剪成短发。在整个放疗期间，发型不要做太大的改变，如女士在放疗前留的是长发，放疗期间剪成了短发；或男士在放疗前是短发，放疗期间剃成光头，这样对放疗的精确度是不利的。

41. 放疗会引起脱发吗？

头颈部肿瘤患者，接受放疗范围内的毛发会有脱落，通常在治疗开始1～2周后逐渐出现。因病变部位、采用的照射技术和个体差异，脱发的表现也不尽相同，大部分脱发只是暂时的，一般治疗结束后毛发会逐渐生长，少部分患者也可能会出现照射部位局部毛发不生长的情况。

42. 出现脱发应该怎么办？

在医院里，患者接受放疗、化疗后出现脱发的现象十分常见，但在其他场合患者可能会感到有些尴尬，也有的患者过多地进行自我暗示。要解决这个问题并不困难，建议患者外出时戴上帽子，既美观又保暖。也可以到商店去购买假发，戴假发不只是患者的专利，也是很多人的爱好，可以随心挑选中意的假发，体会平时不曾尝试的事物，如此一来心情也会变得好多了。

43. 鼻咽癌患者放疗期间可以戴帽子吗?

鼻咽癌放疗的患者，如放射部位涉及头部，在放疗期间，如不外出，建议不要戴帽子。因为放疗区域的皮肤以暴露为宜，戴帽子特别是戴不透气的化纤材料的帽子可能会使照射区域内的头皮出现“小疹子”，进而导致瘙痒；帽子对头皮的摩擦也可能造成头皮的损伤。

44. 鼻咽癌患者放疗期间能戴围巾吗?

颈部是接受放射治疗的区域，皮肤最好是暴露状态，以减少刺激，因此，尽量不戴围巾。如果遇到寒冷、有风等天气需要到户外去时，可以临时使用，并且要选择质地非常柔软的、丝滑的围巾，但回到室内后就不要再戴围巾了。

45. 放疗期间外出应注意什么?

照射区域皮肤非常敏感，应避免在强烈的阳光下暴晒，患者在外出时应注意防晒（遮阳伞）。冬季寒冷时应注意保暖，防止受凉。放疗后照射区域皮肤会比以前脆弱得多，需要长期特殊呵护。

46. 放疗期间可以进行体育锻炼吗？

放疗期间，患者可以根据自己的身体条件和爱好进行适当的体力活动，建议可以进行极轻及轻体力活动，如阅读、听音乐、做简单家务、绘画以及水平面行走（即一般意义的散步）；不建议进行剧烈的运动，如跑步、快走、骑自行车以及其他消耗更大的体育活动。患者体力及热量遭到大量消耗，则需要更多以及额外的能量和营养物质的补充。治疗期间，疾病本身的消耗、机体自身的各种修复以及放射治疗损伤的恢复都需要大量的能量以及营养。因此，过度的体育锻炼不利于治疗的顺利完成和患者的身体健康。

47. 鼻咽癌患者放疗期间常见不良反应有哪些？

由于放射线在治疗肿瘤的同时，对周围正常组织也会产生影响，导致出现相应的不良反应，这些不良反应与照射的部位、剂量的大小、照射的范围以及是否联合同期化疗有密切关系。鼻咽癌患者放疗期间比较常见的不良反应的局部表现有腮腺炎、口干、味觉改变、放射性口腔黏膜炎、放射性皮炎、中耳炎等；不良反应的全身表现有食欲缺乏、乏力、血常规指标降低、体重下降等。放疗不良反应的程度存在个体差异，医生和护士会根据患者的情况，给予对症处理和指导，患者应与医护人员积极配合，改善治疗并发症。

48. 放疗开始后觉得口干是怎么回事？

人体有3对大的唾液腺，分别是腮腺、颌下腺和舌下腺，其中腮腺是最主要的唾液分泌器官。由于腮腺对放射线非常敏感，因此受到照射后，分泌和排出唾液的能力下降，患者会感觉口干。在放疗反应中，口干症状出现得比较早，有的患者第一次放疗后就能明显感到口干。在接受常规放疗技术照射时，第1周腮腺的分泌量会下降50%；

在调强放疗条件下，腮腺得到相应的保护，口干情况会明显优于常规放疗。口干症状一般在治疗结束3个月以后逐渐得到改善。

49. 放疗开始后出现口干应该如何应对?

放疗开始后患者出现口干时，有如下建议可供参考：

（1）建议患者多次含小口清水或淡茶水漱口，以湿润口腔黏膜。

（2）建议患者多饮水，食用含水量高的食物。

（3）雾化吸入可以使患者感到湿润舒适。天气干燥时使用空气加湿器，保持室内相对湿度在70%左右；也可以使用润唇膏，改善口唇干燥。

（4）养阴生津的中药饮片可以改善口干症状。如以菊花、麦冬、胖大海、生地、西洋参片等中药泡水饮用。

（5）胃肠功能好的患者，可以少量饮用清凉冷饮，食用奶油冰激凌等。

（6）由于唾液分泌减少，口腔自洁能力下降，容易发生龋齿及口腔感染。患者应注意每次用餐后漱口，清除食物残渣，防止细菌繁殖，保持口腔清洁。

（7）患者在外出时要随身携带水杯，以便口干时随时饮用。

50. 鼻咽癌放疗患者为什么会出现味觉改变?

由于放射线照射舌体、软腭、咽、喉等部位时，会使味觉细胞受到直接损伤；而且其他并发症如唾液减少、口腔干燥、口腔黏膜炎、食欲缺乏、疼痛等也可以对味觉体验产生影响。放疗期间患者会出现不同程度的味觉改变，且症状随放疗进程的推进而逐渐加重。这是鼻咽癌放疗常见的不良反应之一，目前所采用的是精确放疗技术，医生在设计治疗计划时，会在保证肿瘤得到控制的同时，尽量减少正常组织的受照射体积，以减轻放疗不良反应程度。另外，患者应注意保持良好的口腔卫生，注意勤漱口，以减少并发症。一般在放疗结束后2～3个月，味觉会逐渐恢复。

51. 为什么放疗初期会出现腮腺肿胀不适？

腮腺组织对放射线是非常敏感的，受到照射的早期，腮腺导管出现充血和水肿，如果此时食用过酸或过甜等刺激性的食物或饮料，会刺激腮腺分泌大量唾液，淤积在腮腺导管内不能排出时，进而引起急性腮腺炎反应。

急性腮腺炎发生率不高，通常会在放疗后的几个小时到几天内出现，表现为腮腺区（耳朵下方的面部）肿胀，一般为轻度，有些患者症状表现比较严重，面部出现明显肿胀和疼痛，严重时还可能出现发热等全身症状。医生会根据患者情况给予相应处理，一般很快会恢复。

放疗进行1周后，腮腺分泌唾液的能力显著下降，即使食用过酸或过甜等刺激性的食物或饮料，腮腺也分泌不出大量的唾液了。

52. 鼻咽癌患者放疗初期饮食需要注意什么？

放疗刚开始的1周内，尤其是最初的3天，饮食宜清淡，食物应加工得软烂，更易被人体消化吸收，以减轻胃肠道的负担。同时，尽量避免食用过酸或过甜的食物、水果和饮料、辣椒和花椒等辛辣调料以及醋等，以避免食物本身刺激腮腺、颌下腺等腺体分泌唾液，从而尽量减轻主要发作于腮腺的反应（较严重者可出现腮腺区的肿痛甚至发热等症状）。

53. 急性放射性口腔黏膜炎有什么表现?

放射性口腔黏膜炎一般在放疗进行的1～2周开始出现，早期症状比较轻微，患者感觉口腔干燥、味觉改变、唾液变黏稠。

放疗3～4周以后，口腔黏膜充血明显加重，味觉改变加重或消失，口干加重，食物咀嚼、吞咽不顺。随照射剂量逐渐增加，口腔黏膜呈弥漫性红肿或伴有溃疡，咽部出现灼热疼痛，患者只能进食半流食或流食。

放疗至5～6周时，溃疡面融合增大，进食和饮水时疼痛会加重，需要使用镇痛药物和进行相应处理。患者因吞咽疼痛造成进食困难时，需要加强营养支持。同步放化疗的患者黏膜反应较单纯放疗的患者出现得早，而且程度也严重。不过这些反应都是鼻咽癌放疗期间的正常反应，不必紧张和害怕，医生和护士会根据每位患者的具体情况，积极进行预防和对症处理，尽量把放疗的不良反应降到最低程度，患者也应该积极配合医护人员的治疗。

54. 放射性口腔黏膜炎出现后要注意什么?

（1）维持口腔湿润舒适：经常用清水或淡茶水漱口以湿润口腔，注意水分补充；保持室内相对湿度在50%～70%。

（2）保持良好的口腔卫生：由于唾液分泌减少，口腔自洁能力下降，容易发生龋齿及口腔感染。患者在每次进食后要漱口，清除口腔内食物残渣，正确刷牙，预防口腔感染和龋齿发生。

（3）维持口腔黏膜的完整性：饮食上宜细软、易咀嚼和吞咽，避免坚硬、粗糙和刺激性食物；刷牙最好使用细小柔软的牙刷；酒精和烟草会刺激口腔黏膜，应戒烟戒酒。

（4）口腔黏膜充血较重，出现溃疡，且有脓性分泌物时，建议用棉球清理口腔，动作需轻柔，并选用适合的漱口水；严重时，需要至口腔科就诊。

（5）遵从医生建议，使用预防和治疗的药物，并掌握正确用药方法。

（6）雾化吸入每日2～3次，可以使口咽湿润舒适，有抗炎和稀释黏稠痰液作用。

（7）加强营养和优质蛋白的摄入，维持最佳营养状态，促进黏膜的修复。

55. 常用的预防和治疗放射性口腔黏膜炎的药物有哪些？

临床上比较常见的用于预防和治疗口腔黏膜炎的药物包括以下几种：

（1）漱口水：根据患者口腔细菌培养结果，选择适合的漱口水如淡盐水、1%碳酸氢钠、0.5%过氧化氢、复方氯己定漱口液、双氯芬酸含漱液、复方维生素B_{12}溶液、聚维酮碘等。

（2）喷雾剂：金喉健、人表皮生长因子外用溶液、维生素B_{12}喷剂等。

（3）口腔溃疡散或贴膜。

（4）局部镇痛药：丁卡因糖块、利多卡因混合漱口液。

（5）口服中药：口炎清、鼻咽清毒颗粒等中药。

56. 为减轻口腔放疗反应需要患者怎样配合？

鼻咽癌放疗期间，口腔黏膜炎非常常见，反应的轻重与口腔卫生有密切关系。因此，保持口腔处于非常好的卫生状态，可以减轻口腔反应的程度，减少并发症。①由于唾液分泌的减少，口腔的自洁能力下降，患者容易发生龋齿及口腔感染，在每次进食后要及时漱口，清除口腔内食物残渣，防止细菌繁殖，预防感染和龋齿发生。②避免进食坚硬、粗糙、刺激性食物，尽量维持口腔黏膜的完整性，减轻或延缓黏膜损伤，避免人为因素加重口腔反应程度。③戒烟、戒酒，保证充足的营养摄入尤其是蛋白的摄入，尽量避免体重下降，维持身体的最佳状态，顺利完成治疗。

57. 放疗期间口腔疼痛影响进食怎么办？

（1）医生会根据患者的情况，给予治疗口腔溃疡的药物，从而达到保护口咽黏膜、消炎镇痛、促进溃疡愈合的作用；此外，雾化吸入可以使患者的口咽湿润、舒适。

（2）按时服用镇痛药。含有镇痛效果的漱口水需在进食前含漱，可以减轻进食不适症状。放疗结束后口腔不适症状会逐渐好转。

（3）如果口腔不良反应较重，也不要担心，医生会通过静脉输液或置胃管为患者补充机体所需的营养和能量。

（4）接受放疗前，预计口咽黏膜照射反应比较大的患者，建议尽早采用鼻饲或胃造瘘饮食，以避免经口进食困难造成营养不足。

58. 鼻咽癌患者放疗中口腔为什么出现白色斑块样损伤？

在放疗期间，有患者口腔和舌头上会出现白色斑块样的损伤，这可能是口腔出现真菌感染了，需要与放射治疗导致的溃疡鉴别。正确的做法是，在用清水或生理盐水漱口后，由医生在无菌条件下采集白斑部位的黏膜进行直接真菌涂片或真菌培养，如果检测结果为念珠菌感染，对症用药即可；如果是口腔溃疡，则按照溃疡进行治疗。

59. 放疗中如何做好鼻腔及鼻咽护理？

鼻咽癌患者接受放疗后，鼻咽和鼻腔黏膜萎缩、干燥，分泌物变得黏稠，容易形成干痂，不易清除，患者感到呼吸不畅。需做好鼻腔及鼻咽护理：①患者应预防感冒，避免鼻腔炎、鼻窦炎、中耳炎的发生；②保持居室空气新鲜和相对湿度，干燥季节使用加湿器，做雾化吸入等，以减少干痂形成。

对于鼻咽癌侵及后鼻孔的患者，放疗导致鼻腔黏膜充血水肿、糜烂、出血，放疗期间即可出现不同程度的鼻塞，导致呼吸不畅。当发生鼻塞症状时，应及时查明原因，并且在医生指导下用药，如麻黄素滴鼻剂、糜蛋白酶、薄荷油滴鼻剂或含有激素的滴鼻剂等，可以起到消炎、收缩鼻甲、消除黏稠分泌物、湿润鼻腔、减少渗出以及防止粘连的作用。如果分泌物多或产生大量干痂，患者应当在医生、护士指导下进行鼻咽冲洗，禁止抠鼻。

60. 急性放射性皮炎有什么表现？

放疗期间，照射区域皮肤因射线影响会出现一定程度的放疗不良反应。其不良反应程度与照射剂量、照射面积、照射部位及个体差异等因素有关。一般在放疗开始2～3周出现，接受照射治疗范围内的皮肤会变红，情况和晒太阳后的反应一样，皮肤出现干燥、发痒、轻微红斑，毛发会有脱落；随着放疗继续，症状会逐渐加重，如色素沉着、干性脱皮[1]、红斑区皮肤疼痛；部分患者发展为皮肤皱褶处出现湿性脱皮，伴有溢液。不过不用担心，在放疗开始前，医生和护士会向患者介绍照射区皮肤保护的相关知识，帮助您减轻放疗不良反应，度过反应期。

61. 如何保护照射区域内的皮肤？

（1）保持皮肤清洁干燥，减少摩擦和理化刺激。可用温水温和清洗；不能使用碱性肥皂或刺激性洗涤用品，更不能用力搓洗。

（2）放疗期间穿着纯棉柔软衣物、无领开衫，以减少刺激、穿脱方便。颈部照射的男士不穿硬领衬衫、不打领带，保护颈部皮肤。

（3）照射区域的皮肤避免使用酒精、碘酒、胶布及化妆品；避免冷热刺激，不能使用冰袋和热水袋。

（4）充分暴露照射区域的皮肤，不要覆盖或包扎；出现局部瘙痒不要抓挠，避免人为因素加重反应程度。医生会根据具体情况指导患

1　干性脱皮：指皮肤的轻度放疗反应，表现为受到照射部位的皮肤出现鳞屑样的表皮脱落，脱落处皮肤干燥，没有渗出。

者用药。

（5）剃除毛发时，使用电动剃须刀；当皮肤出现脱皮或结痂时不要撕剥，避免造成局部损伤。

（6）出现皮肤色素沉着时无须特殊处理，放疗结束后皮肤颜色会逐渐恢复正常。

62. 放疗开始后出现放射性皮炎后怎样应对？

（1）出现症状：皮肤瘙痒、出汗少、暗色红斑、干性脱皮。

护理措施：局部用薄荷淀粉涂敷，起到清凉止痒作用，不要用手挠抓，以免造成损伤；保持皮肤清洁干燥。

（2）出现症状：红斑、水肿、皮肤破损等湿性皮肤反应。

护理措施：包括以下几方面。

1）局部喷涂医用射线防护剂，每日5次，可提高皮肤及黏膜的放射耐受性，能在一定程度上预防并延迟放射性皮炎的出现。

2）以人表皮生长因子外用溶液局部喷涂，加速创面愈合。

3）密切观察局部皮肤反应及其变化，必要时应用抗生素预防感染。

4）改善全身营养状况，促进破损皮肤修复。

（3）出现症状：水肿加重、皮肤破损面积广泛、有出血。

护理措施：对症用药，局部清洁，必要时暂时停止放疗。待照射区域的皮肤炎性反应好转后再继续治疗。

63. 常用的预防和治疗放射性皮炎药物有哪些?

临床针对放射性皮炎的常用药物，主要作用是减轻症状，促进受损组织修复。

（1）预防性药物：医用射线防护剂。

（2）治疗性药物：薄荷淀粉、医用射线防护剂、人表皮生长因子外用溶液、复方维生素 B_{12} 溶液、湿润烫伤膏等。建议在医生指导下使用。

64. 照射区域皮肤可以按摩和热敷吗?

不可以。照射区域的皮肤不能用力按揉，而且是严禁冷、热敷的。因为这些举措会加重照射区域内局部皮肤的反应，甚至可能会造成局部皮肤的破损，严重的话将不得不中断放疗，如果放疗的连续性受到影响，则放疗的疗效将会明显降低。

65. 照射区域皮肤可以贴膏药、埋耳针以及针灸吗?

照射区域及其邻近区域的皮肤禁止贴膏药、埋耳针以及针灸。因为埋耳针和针灸会直接造成局部皮肤软组织破损，而且在揭去膏药时也不可避免地会造成皮肤的破损甚至引起感染，严重者将不得不中断放疗。放疗的连续性受到影响，则放疗的疗效将会明显降低。因而这些中医治疗手段对于头颈部放疗患者是不适用的，而且是绝对禁止的。

66. 放疗期间能不能洗头、洗澡？

如果病情允许，放疗期间是可以洗头、洗澡的，保持照射区域皮肤清洁有利于减轻皮肤反应程度，可在较高室温的前提下（尽量避免受凉），且以不太热的水温为宜，用清水适当冲洗即可；如有需要可以选用温和无刺激的浴液和洗发水，例如婴幼儿的沐浴产品即可；应当注意照射区域皮肤不能用力搓揉，注意维持皮肤完整性。

特别提醒注意：医生在放疗定位时会用皮肤墨水在患者的皮肤上画上标记线，以确保每次放疗定位的准确性。所以这个标记非常重要，如果洗澡后或擦身后标记变浅或模糊，请及时告知主治医生，由医生在皮肤上重新标画，切勿自行尝试描画。

67. 放疗结束后皮肤还要特别保护吗？

放疗结束后皮肤也还是需要特别保护的，虽然在放疗结束后，放疗引起的皮肤损伤会逐渐恢复，但恢复时长存在个体差异，与接受放射治疗的射线种类、照射剂量，以及患者对医生建议的依从性等因素有关。照射区域皮肤抵抗力比较差，需要较长时期的特别呵护。例如天气炎热时，需避免强烈阳光的照射，外出时注意遮阳防晒（配备遮阳帽、伞等）；寒冷天气外出时，需注意头颈部保暖，避免受凉。

68. 为什么放疗期间每周要进行血常规监测?

每周进行血常规监测是非常重要的。因为放疗和化疗都会影响骨髓的造血功能，引起骨髓抑制[1]，外周血主要表现为白细胞和血小板计数减少。白细胞计数减少时，身体抵抗力随之下降，容易发生感染；血小板计数减少影响机体凝血功能[2]，凝血时间延长，则容易出血等。每周进行血常规的检测可以及时发现血细胞的变化，并观察有无感染、出血倾向，以便及早对症处理，保证治疗的顺利完成。

69. 放疗期间白细胞计数减少怎么办？需要停止放疗吗?

放疗期间白细胞计数减少的情况比较常见，但多数患者白细胞计数减少的程度都比较轻微，而且下降过程也比较缓慢，对治疗的影响较小。还有些患者在放疗前或者放疗期间同时接受化疗，这种情况下对血常规影响较大，有时会出现Ⅲ～Ⅳ度的骨髓抑制，白细胞计数可能会减少到一个比较低的水平。此时，医生会给予药物治疗，患者也需要加强营养供给，以尽快恢复白细胞、血小板计数水平，纠正贫血等；当出现Ⅳ度骨髓抑制时，需要暂时停止放疗，待骨髓功能恢复后再进行放疗。

1 骨髓抑制：指骨髓中的血细胞前体的活性下降，导致外周血细胞数量减少，是化疗药物的常见毒副反应。实验室检查表现为白细胞减少、血红蛋白降低、血小板减少。

2 凝血功能：人的血液有自动凝固的功能，如正常情况下人受到外伤导致出血时，血液会自动凝固而止血。而某些血液病患者，血液中的促进血液凝固的因子发生异常，可出现出血不能自止的情况。

70. 放疗期间为什么每周要测体重?

鼻咽癌放疗的患者由于疾病原因以及放化疗反应，进食受到影响或进食质量发生明显下降，最先表现的就是患者体重下降。体重下降预示患者可能营养摄入不足，有可能导致贫血、低蛋白血症等，直接影响放疗的疗效。另外，体重下降对治疗的精度也有较大影响，特别是做调强适形放射治疗的患者，该技术对精度的要求非常高，体重下降可导致固定效果变差，进而影响治疗效果。所以，如果出现体重下降，患者应该注意调整饮食结构，不能只吃素食和淀粉类食物，建议增加高蛋白、高热量、高维生素食物[1]，以保证营养充足、维持体重。当常规饮食无法维持体重时，建议通过肠内营养液补充，甚至是肠外营养支持的方式。

71. 放疗期间饮食上有禁忌吗?

患者在放疗期间，由于疾病本身的原因以及肿瘤的治疗会使机体消耗更多的能量，体重下降的情况比较常见。特别是头颈部的放疗，当出现口腔、口咽部位的黏膜反应以及因口干、味觉改变、咀嚼吞咽疼痛、食欲缺乏等原因而导致进食量明显减少时，建议患者摄入高蛋白、高热量、高维生素的食物，如蛋类、各种瘦肉、海产品、豆制品及新鲜果蔬；患者需避免辛辣等刺激口腔黏膜的食物，戒烟、戒酒；尽量不要减少每日进食总量，以保证机体处于正常的营养状态，顺利完成治疗；不忌口、不挑食、均衡饮食是肿瘤患者饮食的基本要求。

1 高纤维素食物：蔬菜类食物富含纤维素，如笋、辣椒、蕨菜、菜花、菠菜、南瓜、白菜、油菜等。

72. 鼻咽癌患者放疗期间饮食上要注意什么？

（1）放疗开始的3～4天内，饮食宜清淡、无刺激，避免酸、甜的食物和饮料，以减少唾液分泌，减轻腮腺的不良反应程度。

（2）当口干症状出现时，饮食以细软、易咀嚼的软食和半流质饮食为主，饮水或汤类有助于吞咽；多吃些生津止渴、养阴清热的食品及果蔬；可以配合中药饮片如胖大海、菊花、麦冬、西洋参片等泡水饮用。

（3）出现咀嚼或吞咽疼痛时，宜吃煮、炖、蒸等方式烹饪的易咀嚼、吞咽的半流食，如粥、蛋羹、面片及糊状食品；将鱼、肉（或肉松）、蔬菜等搅碎加入其中食用。

（4）建议患者少食多餐，可以吃一些喜欢的零食，如奶酪、酸奶、冰激凌等清凉食品，也是不错的选择。

73. 放疗期间出现便秘要注意什么？

一部分患者在放疗期间会出现便秘，其原因有：①放疗后患者食欲减低、进食疼痛均使其进食量减少；②卧床时间多，活动量减少，导致肠蠕动减慢；③膳食中蔬菜和纤维素摄入量减少。

有些患者行放疗同步化疗，使用了止吐药物后会出现便秘。止吐药物可以抑制化疗后的恶心和呕吐反应，但其不良反应，就是便秘和腹胀。便秘在停药后就会逐渐消失，但如果患者便秘非常严重，则应该在医生指导下使用一些通便药物或开塞露等外用药解决问题。患者在平日饮食中，注意应多进食富含纤维素的食物，以创造正常的胃肠环境；多饮水的同时还要减少卧床时间，增加活动和锻炼的时间。

74. 鼻咽癌患者可以吸烟、饮酒吗?

鼻咽癌放疗期间，鼻咽、口咽、口腔黏膜会出现炎性不良反应，患者可出现口腔干燥、味觉改变、进食疼痛等一系列不适症状。酒精和烟草会对口腔黏膜产生不良刺激，从而加重不良反应的程度和不良感受的体验。所以，鼻咽癌患者放疗期间应当禁止吸烟和饮酒，即使放疗结束也建议戒烟、戒酒。

75. 放射治疗鼻咽癌的疗效如何?

鼻咽癌对放疗敏感，一直以来，鼻咽癌的治疗效果都很好。特别有了调强放疗技术后，不但疗效得到进一步提高，而且不良反应明显减少，比如严重的口干几乎见不到了，且大多数口干症状都在放疗后1～2年内恢复到正常或者能够耐受了。患者治愈后，在遵照医嘱进行功能锻炼后，多数可以保持良好的生活质量和社会状态。

76. 鼻咽癌的病理类型与放疗疗效有关系吗?

鼻咽癌的病理类型中绝大部分是鳞状细胞癌，而且是低分化鳞状细胞癌，所占比例达到90%以上，所以单从病理类型以及分化程度上分析其对预后的影响，鼻咽癌患者不像其他肿瘤患者如肺癌、食管癌那么明显。从鼻咽肿物大体表现来看，一般黏膜下的浸润型肿瘤，较突出于鼻咽黏膜表面的外生的结节性病变如菜花样肿物，其敏感性相对要稍差，但在目前的放疗剂量下，大多也可以完全消退。总体上绝大部分鼻咽癌对放射治疗都非常敏感，进而可转化为较好的疗效，这也是鼻咽癌首选放疗的原因之一。

77. 鼻咽癌患者在放疗结束时还有肿瘤残存怎么办?

鼻咽癌放射治疗结束后，大约有70%患者的肿瘤完全消失。治疗效果是结合治疗末期的鼻咽及颈部MRI、颈部B超、鼻咽腔镜检查[1]后，由主管医生作出判断的。放疗后从肿瘤缩小到消失需要一定的时间，所以能反映放疗最终近期疗效的最佳时间点在放疗结束后3个月左右。因此，治疗结束后，如果有肿瘤残存，也不要太着急，主管医生会根据检查结果进行判断，并为患者提供建议。对于一些小的肿瘤残存，观察一段时间后可以完全消失，不需要进一步治疗；对于较大的肿瘤残存，医生会根据情况为患者提供进一步的治疗建议。

78. 鼻咽癌患者为什么不首选手术治疗?

鼻咽癌生长在鼻咽腔，鼻咽腔位于头部的中央，其周围被非常重要的结构包绕着，这些结构支配着如视力、语言、进食、听力等非常重要的功能。鼻咽黏膜下面是颅底，而且颅底有很多孔道连通大脑组织和鼻咽腔，鼻咽癌细胞很容易通过这些孔道侵犯脑组织。另外，鼻咽癌还有一个特点，即颈部淋巴结转移率高。综上所述，鼻咽癌的生长部位、侵犯特点以及转移特点决定了如果采用手术治疗，会因为手

1　腔镜检查：利用人体天然形成的通道或通过微小切口将特殊的腔镜器械导入人体内进行的检查，如膀胱镜检查、宫腔镜检查、腹腔镜检查等。

术空间小，不容易切除干净，进而达不到根治的目的。而且鼻咽癌手术需要切除的组织太多，无法很好地修补，手术后患者的生活质量非常差，美容、进食、语言方面都可能受到严重影响。所幸的是，鼻咽癌对放疗敏感，放疗能够根治大部分鼻咽癌。所以，鼻咽癌不首选手术治疗，而首选放疗。

79. 何种情况下，鼻咽癌的治疗需要外科医生的参与?

对于鼻咽癌的治疗来讲，有以下4种情况需要外科医生的帮助。

（1）在接受根治性放疗后，有颈部淋巴结残存，再经过2～3个月观察，如果肿大的淋巴结仍然存在，就需要请外科医生实施残存淋巴结的切除术。

（2）放疗结束时，鼻咽部原发肿瘤有残存，而且残存肿瘤非常局限，没有深部组织受侵，在鼻咽黏膜面上也比较局限的情况下，也可以考虑请外科医生通过手术或者内镜下手术进行切除。

（3）经过根治性放疗后，患者在随访[1]期间出现复发，而且复发病变比较早，或者是颈部淋巴结出现复发，也可以考虑手术治疗。

（4）若出现承重骨（椎体）转移、病理性骨折、压缩性骨折、压迫脊髓等情况，需要骨科医生帮助固定转移骨骼，解除压迫。虽然这些状况比较少见，一旦出现，需要做的不是治疗肿瘤而是挽救功能。

1 随访：指医生在对患者进行诊断或治疗后，对患者疾病发展状况、治疗后恢复情况等继续进行追踪观察所做的工作。

80. 放疗不良反应可以预防或减轻吗?

放疗的不良反应分为急性反应和晚期并发症，与照射的部位、剂量的大小、照射的范围以及是否联合同期化疗有密切关系。放疗科医生在为患者治疗时，除了追求最佳的肿瘤控制效果，也会特别关注减低放疗不良反应，从而提高患者的生活质量。医生通常会采取先进的放疗技术，准确设定治疗范围，对正常组织加以很好的保护，使不良反应发生的概率和严重程度降至最低。在治疗过程中，医生也会给予相应的处理和支持治疗，减轻放疗的不良反应，保证绝大多数患者能够顺利完成放疗。针对放疗的急性不良反应如白细胞计数减少，医生可给予升白细胞药物；放射性皮炎，医生可给予复方丁卡因乳剂；口腔黏膜炎，医生可加强其口腔护理以及给予适当的医疗干预，以减轻其症状。晚期不良反应如肌肉和皮下组织纤维化等，可以通过加强功能锻炼，预防不良反应的发生和减轻发生的严重程度。

81. 为什么放疗期间患者的营养支持特别重要?

由于鼻咽癌生长部位的特殊性，放疗是其主要的治疗方式。放疗开始后，患者会出现食欲下降，加上口咽黏膜炎的出现，引发口腔疼痛、吞咽疼痛，严重影响其进食，进而导致体重减轻、营养不足。放疗患者营养不足的危害主要表现在以下几个方面。

（1）机体合成红细胞和血红蛋白的原料减少，会出现贫血，引起血液运送氧气的能力下降，肿瘤因此而缺氧，而缺氧的肿瘤细胞对放射线非常抗拒，影响疗效。

（2）身体免疫力下降，易患感冒等，出现发热导致放疗中断，影响疗效。

（3）免疫力下降后，机体抵御肿瘤细胞侵袭的能力下降，容易出现远处转移。

（4）营养不良会出现体重下降，消瘦后肿瘤与周围正常组织的相对关系发生改变，导致实际治疗剂量与事先计划的剂量不一致，使肿瘤控制率下降或正常组织损伤加重。

（5）营养摄入不足时，放疗造成的一些不良反应如口腔黏膜炎等，使得损伤部位不能很好地修复，不良反应程度加重，从而导致恶性循环。

总之，加强营养支持，避免体重下降是保证放疗顺利进行、提高疗效、减少并发症发生等非常重要的环节。

82. 营养支持有哪几种?

营养支持有两种途径，肠内营养和肠外营养。

（1）肠内营养：是经口服、鼻饲、胃造瘘等方式，通过胃肠消化吸收以获得人体需要的营养物质的营养支持方法。该方式可以充分利用健康的胃肠道来消化和吸收，获得全面和充足的营养物质。

（2）肠外营养：也称静脉营养，是经静脉输液将营养素如葡萄糖、氨基酸、脂类、维生素、蛋白质水解物、微量元素等输入体内的营养支持方法。肠外营养适用于胃肠道消化吸收功能障碍的患者，或作为肠内营养不足的补充。肠外营养的方式费用高，且长期使用会造成肠道屏障功能低下，导致感染等并发症发生。

两种治疗方式需要根据患者的具体情况选用，在状况改变时，需要适时改变营养支持的方式。

83. 为什么鼻咽癌放疗患者适合肠内营养?

鼻咽癌患者胃肠道消化吸收功能是正常的，营养不足是因为肿瘤原因和放疗引起口咽黏膜炎造成进食疼痛、吞咽困难，进而致使进食量减少，饮食摄入不能满足身体营养的需要。因而，鼻饲或胃造瘘的饮食方式比较适合头颈部放疗患者。其优势在于通过鼻饲或胃造瘘喂食，可以跨越肿瘤和黏膜炎区域，直接将营养物质送达胃内，既避免了进食疼痛，减少患者的痛苦，又能够保证足够的营养供应。

84. 置入营养管会不会影响放疗效果?

通常情况下，置入营养管是不会影响疗效的。通过营养管路可以保证患者营养物质的供给，改善患者营养状况、维持体力，保证放疗的连续性，从提高机体抵抗力，有提高疗效的作用。

85. 鼻饲饮食是怎么回事?

鼻饲是一种将导管经鼻腔插入胃内，从导管灌注营养丰富的流质食物、水和药物的喂食方法。鼻饲饮食可为不能经口进食的患者提供营养丰富的流质饮食，以保证患者摄入所需的营养物质。

86. 头颈部放疗患者为什么要置鼻饲管?

对于头颈部肿瘤放疗患者，安置鼻饲管主要出于以下考虑：

（1）疾病本身原因引起进食受限或不能经口进食。

（2）放疗后出现黏膜炎性反应，患者经口进食疼痛，进食量减少，甚至不能进食。

（3）通过鼻饲饮食可以跨越肿瘤和反应区域将营养物质直接送达胃内，以保障患者放疗期间所需要的营养。

87. 鼻饲饮食有什么要求?

（1）鼻饲的营养液原则上要求为无渣的液体，如牛奶、豆浆、米汤、浓肉汤、鸡汤、鱼汤、新鲜果汁、菜汁等。

（2）每日鼻饲液种类以丰富为宜，不宜拘泥于同一类营养液。

（3）鼻饲原则为少量多次，以每次200～300ml为宜。但患者个体差异大，总量需结合患者实际需求状况而定。

（4）每日摄入量的多少以患者实际的耐受程度为准并遵医嘱。需注意的是，牛奶、豆浆易产气，卧床患者应尽量避免饲入。

88. 鼻饲喂食注意事项有哪些?

（1）体位：鼻饲过程中，患者应保持坐位或半卧位，以避免营养液反流。鼻饲后建议患者下地稍做活动。

（2）温度：不可过凉或过热，以38～40℃为宜。

（3）速度：由慢到快，以患者能够耐受为宜。

（4）浓度：营养液由稀到浓，以患者能够耐受为宜。

（5）喂食量：每次200～300ml。

（6）时间：每次鼻饲间隔2小时左右。

（7）对于鼻咽部肿瘤表面坏死、溃疡或出血的患者，安置鼻饲管需谨慎，以免鼻饲管刺激摩擦肿瘤局部引起出血。

89. 鼻饲患者如何预防感染？

（1）营养液应现用现配，已开启的瓶装营养液，最好24小时内用完。

（2）鼻饲喂食方法有两种，注射器推注或营养袋滴注，使用的餐具、灌注器、营养袋应注意保持清洁、卫生。每次使用后要清洗干净，以免食物残渣滋生细菌，造成胃肠道感染。

（3）患者鼻饲后出现恶心、呕吐、腹痛、腹胀等不适症状，应及时告知医生。

（4）患者虽然不经口进食，但仍需每日刷牙、漱口，保持良好的口腔卫生。

90. 如何防止鼻饲管堵塞？

造成鼻饲管堵塞因素：鼻饲管腔过细，营养液过稠、不匀、凝块或有固体硬块，营养袋输注速度过慢等。

怎样防止鼻饲管堵塞：①将配制好的营养液过滤成无渣的液体再行灌注，以免堵塞胃管；②每次鼻饲前、后用注射器抽取30～50ml

温水冲洗胃管；③使用营养袋输注时，同样在滴注营养液前、后用温开水冲洗胃管以防堵管。

91. 如何防止鼻饲管脱出？

（1）鼻饲置管后，首先要妥善固定，根据患者情况选择适合的固定方法。

（2）患者日常活动时要注意保护鼻饲管，在翻身或做治疗时防止其扭曲、折叠、受压或脱出。特别注意防止在睡眠、翻身和穿脱衣服时将胃管拔出。

（3）平时注意保护固定鼻饲管的胶布，尽量避免其受污染、潮湿。固定鼻饲管的胶布潮湿后黏着力会下降，需要及时更换。

（4）线绳固定鼻饲管注意打结牢固、松紧度适宜。防止因过松起不到固定作用造成脱管，过紧则会引起患者不适。线绳固定比较适合头颈部放疗患者的鼻饲管固定。

92. 如何防止鼻饲误吸？

误吸有哪些表现：鼻饲过程患者出现呛咳，咳出鼻饲营养液样物质，憋气，呼吸急促，考虑有误吸可能，应立即停止灌注并紧急施救。

针对如何防止误吸有下面一些建议：

（1）鼻饲过程中应保持坐位或半卧位，以避免营养液反流。

（2）鼻饲过程中注意保持鼻饲管位置不可上下移位，防止鼻饲管移位或位置脱出引起误吸危险。注意观察患者反应，如有上述误吸症状则立即停止，对症处理。

（3）拔除鼻饲管时，患者不要吸气，做呼气动作或屏住呼吸瞬间医生将胃管拔出。

93. 经皮内镜下胃造瘘是怎么回事?

经皮内镜下胃造瘘，就是在内镜引导下，造瘘管经腹部皮肤穿刺直接进入胃里，经造瘘管可以直接喂食给患者，起到胃肠营养支持的作用。

94. 胃造瘘在肠内营养支持中有什么优势?

对于各种原因导致的长期不能经口进食的患者比较适用，其优势有几点：①胃造瘘置入管路可供长期使用，经济实用。喂食的食物颗粒较鼻饲管要求低，便于制备。②可降低误吸的危险。③维护患者形象。④方便家庭护理。

95. 使用造瘘管的注意事项有哪些?

（1）注意观察造口处皮肤，有无感染征象，如渗液、皮肤敏感、肿胀或发红。如果发现其中任何一种征象请告知医生。

（2）患者如出现不适症状，如恶心、呕吐、腹痛或腹泻，请告知医生。

（3）喂食完成后请将造瘘管的封帽封上，避免气体进入胃腔，造成胀气等不适。

（4）为确保造瘘管不发生移动，需固定造瘘管皮肤固定垫。

（5）防止管子打折或夹闭导管。

96. 怎么用注射器喂食？

使用注射器，可在短时间内输入大量营养物质，一天数次。用注射器喂食步骤如下：①首先把造瘘管接头帽打开，将注射器与接头紧紧地连接，先注入30～50ml的温水冲洗管道；②再用注射器注入规定量的食物、水或药物；③每次喂食完毕，用注射器注入30～50ml温水冲洗管道以防堵塞；④夹闭管路开关，扣紧接头帽；⑤清洁管路外部及接头并妥善固定。

需要注意的是，在每次输入营养液前都要注意造瘘管是否在合适位置；注意保护管路，防止造瘘管受到过大外力，以免导致组织损伤、造瘘管移出或损坏等。

97. 胃造瘘饮食有哪些要求？

需将各种富含营养的食品经食品料理机打碎成食糜，避免坚硬以及大块食物堵塞管道。由于进食方式发生改变，机体需要逐步适应，因此，开始阶段应少食多餐。具体食谱及食疗方可参照经口进食的要求。

98. 胃造瘘给药需要注意什么？

（1）可以通过造瘘管给予药物。如果可能的话，请尽量使用液体药；如果没有液体药，可把片剂碾碎，然后溶入30～50ml温水里后给药。

（2）不能溶解的药物严禁通过造瘘管给予，防止药物沉淀导致堵管或腐蚀导管。

（3）给药前、后均要以30～50ml温水冲洗管道。

99. 如何清洁造瘘管路？

（1）内管道冲洗：用注射器注入温水冲洗管道；每隔8小时及每次喂食前、后要用30～50ml温水冲洗造瘘管。

（2）管路外露面清洁：①将营养管夹闭，用容器盛清水清洁外露段管路及连接接头；②把戴帽的接头浸入盛有清水的容器中，洗掉所有残留物；③清洁后将接头帽盖紧。需要注意防止因拖拽造成脱管或移位。

100. 造瘘管及皮肤如何清洗？

（1）用物准备：肥皂、清水、棉签及脸盆等，清洗频率为每天1～2次。

（2）把造瘘管皮肤固定垫上的固定夹打开，记录皮肤处造瘘管刻度。

（3）用肥皂和水清洗接触造瘘管及其附近的皮肤，特别注意固定垫底下的区域。可以先用棉签擦拭造瘘管及其附近皮肤上的污物，最后用清水仔细冲洗上述区域，并让接触造瘘管处的皮肤在空气中自然晾干，避免用毛巾擦拭。

（4）检查皮肤有无感染征象，包括渗液、皮肤过敏、肿胀或发红等。如果发现感染征象，请立刻与医生联系。

（5）清洗完毕后，将固定垫及固定夹放回原处。

需要注意造口局部不推荐用敷料或绷带，最好让其暴露在空气中。

101. 造瘘管意外脱落怎么办？

胃造瘘管要特别注意加强固定和保护，防止因拖拽、牵拉造成脱出，必要时可用腹带包扎、固定，双手可以进行保护性约束。同时要叮嘱患者翻身动作一定要轻柔。如果不慎造成造瘘管脱落，请保留造瘘管，并立即用无菌纱布包敷造口，立即与医生联系，居家患者需立即到医院就诊、处理，尽快前往胃镜室重新置管。

102. 造瘘管周围渗液怎么办？

腹压增大时，容易出现食物反流情况，造瘘管周围可出现渗液。①如果咳嗽时，应取坐位，用双手按压保护造口处，可以减轻外渗和反流；②应及时清理渗液，保持造口周围皮肤清洁、干燥；③造口周围皮肤清洁后，可以外用氧化锌软膏，防止感染。但是，如果造口渗液比较多，应及时与医生联系，居家患者应尽快到医院就诊、处理。

103. 造瘘术后饮食时间和喂食量有什么要求?

（1）术后禁食、禁水3天。

（2）术后第4天开始由造瘘管注水，喂食量为150～250ml/2小时。

（3）如患者无不适，第5天开始注入无粒米汤，喂食量为150～250ml/2小时。

（4）5天后，米粥（浓度由低逐渐增高）、果汁、肉汤等，喂食从少量低浓度开始，逐渐增加量及浓度。

（5）每次喂食在300ml左右，温度控制在38～40℃，间隔2小时。

（6）每次注入食物后再用30～50ml温水冲洗造瘘管，以保持管道内清洁，防止营养物存积引起堵塞或滋生细菌。

104. 胃造瘘后管道堵塞怎么办?

为了防止管道被食物或药物堵塞，每次喂食后需用盛有30～50ml水的注射器冲洗管道。如果管道完全堵塞应用如下方法进行解决：

（1）用注满温水的60ml注射器冲洗管道。需要注意，除了水之外，不要用任何东西冲洗管道。

（2）按摩管路或轻轻挤压以帮助解除堵塞。需要注意，不要太用力挤压管道。

（3）如果堵塞仍不能解除，请与医生联系。

105. 做EBV-DNA检测有必要吗?

EB病毒目前被认为是鼻咽癌的发病原因之一，血浆中EBV-DNA的拷贝数与鼻咽癌的发生和预后有显著相关性。在鼻咽癌的高发区，如果拷贝数增高，需要进行进一步检查，包括纤维鼻咽喉镜、增强MRI检查等。一旦发现确诊鼻咽癌，且拷贝数高的患者，则提示其生存率相对低，因此在治疗前如果有较高的EB病毒拷贝数，应给予更强力度的治疗，以获得更好的治疗疗效。在随诊过程中，EB病毒拷贝数也可以作为鼻咽癌的肿瘤标志物，如果治疗后仍可以检测出EB病毒的DNA，需要考虑有原发病灶未控、复发，或者远处转移的可能。必要时，需要进行全身检查，包括PET/CT，以尽早发现病灶，获得更高的治愈率。

106. 放疗期间为什么要预防跌倒?

由于疾病原因以及放化疗反应，部分患者会营养不良，出现体质虚弱、疲乏无力、头痛、头晕等症状。患者在夜间如厕时由于起床过快、排便用力等因素极易发生跌倒。一旦跌倒，轻者皮肤损伤，重者可能导致骨折、颅脑损伤等严重后果。不但延误正常治疗进度，而且增加住院费用，所以要预防跌倒。

107. 患者如何做到预防跌倒?

患者和家属要有足够的防范意识，并且做到以下几点：

（1）准备长短合适的衣裤和舒适防滑的鞋子。

（2）保持地面干燥、物品整洁、走廊宽敞，常用物品放在易拿之处。

（3）同步放化疗时，患者出现头晕、乏力等不适时，多卧床休息；体力衰弱时，不必坚持下床。

（4）患者夜间如厕时需缓慢起身，如有不适须有家属陪同，一旦出现头晕、乏力等症状，应立即蹲低或就近坐下，并呼叫医护人员。

（5）起床遵照下床三部曲：床上坐起30秒，床边坐起30秒，床边站立30秒后方可行走。

108. 放疗期间出现失眠怎么办？

由于患肿瘤后心理负担、经济压力增加，加上疾病症状、睡眠习惯改变和治疗所引起的不良反应，或者住院后环境改变等因素，常导致患者失眠。失眠发生后，又常导致体力、精力消耗，加剧心理痛苦，降低生活质量，影响患者对放化疗的配合。针对不同失眠情况，应采取不同的措施。

（1）做好睡觉前的工作。睡觉前的准备应因人而异，对于疼痛的患者给予镇痛药；对于恶心、呕吐患者给予止吐药；对于睡前有特殊嗜好的患者，如喝牛奶、喝饮料，应给予满足；有条件者可以做身体按摩。

（2）住院患者很常见的失眠情况是睡颠倒了，就是白天输液时睡觉，晚上睡不着，这种情况首先要建立健康的睡眠习惯。

（3）一过性失眠[1]（不是一贯失眠）的患者，一旦导致失眠的原因被消除，症状即可缓解或消失。这种情况下，不需要用药物治疗，或者在医生的指导下服用小剂量、可快速排泄的安眠药1～2天，就可以解决。

（4）短期失眠的患者，可通过心理治疗，解除紧张因素，改进适应能力。患者应避免白天小睡，不饮用含咖啡因的饮料。另外，睡前散步或饮用适量的温牛奶等对改善睡眠都有帮助。也可以在医生的指导下短期服用安眠药物。

（5）慢性失眠的患者，应咨询相关的专家，进行专门的神经、精神和心理等方面的评估，并进一步调整、解决问题。

1 一过性失眠：又称临时性失眠，是一种持续一段时间后可自行缓解的睡眠障碍。它不同于“失眠症”，多半是由心理上或精神上的原因引起，一旦消除了引起失眠的原因，就可以恢复至平日的睡眠状态。

二、营养与饮食篇

109. 鼻咽癌患者确诊肿瘤后如何给予营养？

确诊肿瘤后，患者要进行放疗或同步化疗，所以良好的营养状况是极其重要的。在治疗疾病的同时会引起一些不良反应，如食欲下降、恶心、呕吐、口腔黏膜炎、疼痛等，使患者进食量减少，营养丢失多，进而降低抵抗力，极易发生营养不良。在整个疾病治疗过程中，患者的营养状况不仅影响放化疗的疗效、放化疗副作用和毒性反应的轻重，而且关系到对抗肿瘤的能力，对提高治疗效果和延长生存时间起着重要作用。因此患者要及早开始营养储备，"兵马未动、粮草先行"，跟肿瘤作战也是同样的道理，营养应始终贯穿于整个抗肿瘤治疗过程当中。

患者平时的饮食应注意营养调养，确保热量和蛋白质的摄入充足，适量增加高蛋白、高维生素（如蛋、奶、大豆及其制品，各种蔬菜、水果、坚果等）的食物。每餐进食一定数量的富含优质蛋白质的食物、提供能量的五谷杂粮，在此基础上还应多食用新鲜的蔬菜和水果，摄入丰富的维生素和矿物质。一日三餐应合理搭配，在饮食上应尽可能保证食物多种多样，保证各种营养成分的供给，保持体力和能量，维持体重和营养素的储备，降低感染风险、促进机体康复。

此外，为保证患者能够更好地消化吸收，烹饪上一定要将食物做得细软、易消化，建议多采用蒸、煮、炖、焖等烹调方法。

患者进入康复阶段后，应在生活中建立良好的饮食习惯，建议做到以下几点。

（1）①在保证满足营养需求的前提下有节制地饮食，多采用蔬菜、水果、豆类等植物性膳食；②尽量吃粗加工的谷类，增加一部分薯类；③可以经常食用具有防癌、提高机体免疫力作用的食物，如各种深色蔬菜及绿叶蔬菜、菇类、芦笋、洋葱、蒜薹、番茄、胡萝卜、牛蒡、十字花科类蔬菜（如卷心菜、西兰花、甘蓝等）、多脂鱼（如鲑鱼、青鱼、鳕鱼、鳗鱼、金枪鱼、比目鱼等）、大豆及其制品、水果（柑、橙、柚、紫色提子和葡萄、苹果、猕猴桃）等。

（2）坚持适当的体力活动和锻炼，保持健康的体重。

（3）不吸烟、不饮酒，食物宜清淡。

（4）用部分白肉（鸡、鸭、鱼肉等）以及蛋类、奶类、豆制品等植物蛋白类食品替代红肉（猪、牛、羊肉等）的摄入。

（5）限制油炸、烧烤、腌制食品的摄入，选择橄榄油、亚麻籽油等作为日常烹调油的一部分。

总之，在漫长的抗癌道路上，营养膳食要贯穿整个疾病治疗和机体康复过程，建立科学的饮食观，调动机体的积极因素，维持良好的免疫力，这样有助于降低肿瘤复发的概率，增强机体抗病能力，提高患者生活质量。

110. 如何自测营养状况?

患者自我监测时，通过关注以下三点的变化，就能大致判断自己是否存在营养问题：食物摄入量的变化、体重的变化、体重指数（BMI）的变化。

体重是最简单且直观的营养变化指标，体重下降说明饮食摄入不足已经持续了一段时间，因此不要等到体重下降后再关注自己的营养，饮食量减少时就应当引起重视。体重下降是存在营养不良风险的信号，因此一定要引起重视，可以咨询临床医生及营养师并进行评估，制订适合自己的营养支持方案，以改善营养状况。

需要注意，最好选在晨起空腹且穿着相对固定的情况下称量。如果不在晨起后称重，也要选在相同时间段称重比较。

以下公式可供自测：

$$体重指数（BMI）＝体重（千克）÷身高^2（米）$$

例如：BMI（20.3）＝60千克 ÷ 1.72^2（米）

理想的BMI值在18.5～23.9，但在治疗期间，BMI值最好保持在22～25，可有较好的体能，更耐受治疗，对患者有益。

除运动员体质外，该计算公式对于一般人来说都是适用的。如果BMI是在理想范围内，但体重在近一个月内下降了几千克，也需要引起重视，说明你有营养不良的风险，会为治疗及康复带来不良影响。这种情况下，需要由专业的临床营养师对患者进行评估，制订个体化营养治疗方案，实施营养干预，尽快改善患者营养状况，降低营养不良的发生概率，以获得良好的预后。

111. 鼻咽肿瘤患者如何进行营养调理？

鼻咽肿瘤患者多采用放疗，而放疗可谓是“杀敌一千，自损八百”。在治疗疾病的同时，也会出现不良反应，如咽干咽痛、口腔溃疡、吞咽困难等，这些不良反应极易造成营养不良，应及早干预。

患者的饮食可以以流食或半流食、匀浆为主，进食方式为普通饮食与肠内营养相结合的方法，这样既能满足机体营养需求，也可以避免不耐受的情况。当患者不能经口进食来满足机体营养需要时，应考虑通过其他途径给予肠内营养（默认患者胃肠功能正常），如通过鼻饲管、胃造瘘管、空肠造瘘管等方式提供营养支持，以帮助患者顺利完成治疗。营养支持宜采用高蛋白、高热量、高维生素饮食来提高治疗效果。

112. 放疗期间患者的饮食调理?

（1）放疗可以产生热毒。羊肉等温热性食物最好不吃，刺激性的调味品要少用。可多食用梨、西瓜、绿豆、豆腐脑、银耳、百合、藕、鸭肉、鸭蛋、甲鱼、鱼腥草、马齿苋等具有滋阴清火、清热解毒的食物以减轻不良反应。

（2）放疗中有胃肠反应，患者出现食欲缺乏、味觉迟钝时，饮食上应多食用营养丰富、清火的食物如梨、绿豆、银耳等；出现恶心、呕吐者可在食物中加姜汁或喝些陈皮茶；患者食欲减退时，食物应加工得可口、清淡、易消化，少食多餐，患者还可选用健脾和胃、助消化的食物，如淮山药、薏米、山楂等；患者出现黏膜损伤、吞咽困难时，食用易消化、易咀嚼的食物，如各种菜肉粥、龙须面、馄饨、菜泥、汤类等；患者出现放射性皮炎等皮肤损伤时，除加强皮肤护理外，膳食中要注意补充富含维生素A[1]的肝脏、蛋类、奶制品、红绿色果蔬以及富含维生素C[2]的新鲜蔬菜、水果。

（3）患者进食量减少或体重减轻，饮食摄入不足时，应以肠内营养支持替代一部分食物，以减少营养不良发生的风险，还要关注富含优质蛋白质的食物的摄入，这是维持机体免疫力、阻止肌肉减少、纠正低蛋白血症必不可少的物质基础。

（4）放疗亦可能导致便秘，饮食上便秘者应增加富含膳食纤维的

1　维生素A：含维生素A的食物有动物肝脏、奶、胡萝卜、西红柿、柿子、鸡蛋等。

2　维生素C：富含维生素C的食物主要是新鲜的蔬菜和水果，如西红柿、青菜、韭菜、菠菜、柿子椒、柑橘、橙子、柚子、山楂、葡萄等。

食物的摄入，如增加蔬菜、水果、薯类、豆类、坚果的摄入量；要多增加水分，可饮蜂蜜水、花茶水、蔬果汁等；增加富含可溶性膳食纤维的食物，如海带、魔芋、苹果、香蕉、核桃等。

（5）针对出现烦躁、口干、便秘、尿黄等症状的患者，可食用梨汁、甘蔗汁、葡萄汁等。另外，荸荠汁可清胃火，香蕉汁可清肠火，苹果汁可清心火，可以根据自己的症状选择。

（6）针对头颈部放射治疗的患者，出现咽干、咽痛、口腔黏膜炎、吞咽困难、大便燥结等症状，可以尝试通过食疗调理改善症状。有一款食疗粥，有清咽润燥的作用，可减轻自主症状，食疗方可参考食用：

清咽润燥粥：

生地3g、元参3g、麦冬3g、陈皮2g、银耳3g、山药5g、大米25g、小米25g；将生地、元参、麦冬、陈皮煎成100ml，汤药过筛弃渣留汤备用；加适量水，烧开后放入小米、大米、银耳、山药和煎制的汤药一起煮，煮熟后即可食用。

113. 哪些因素可以提高机体免疫力？

人体的特异性免疫（获得性免疫）大多取决于饮食、睡眠、运动、压力等环境因素，饮食尤其具有决定性作用。因为很多营养素都能协助刺激免疫系统，调节免疫功能。各免疫器官要想成熟，不能没有原料，要想将免疫系统搭建起来，拥有良好的免疫功能，首先要保证各种营养物质的均衡摄入。蛋白质和脂肪是构成免疫细胞、免疫组织所需的重要营养物质，营养不良会导致免疫失调，利用药物改善免疫力并不是最佳方式。要想维持正常的免疫力，合理的膳食和营养永远是第一选择，即营养摄入充足、食物多样化以及均衡饮食。

均衡合理的饮食应该如何搭配呢？给大家以下几点建议。

（1）谷类食物是能量的主要来源（优质的碳水化合物包括五谷杂粮、薯类、山药等）。

（2）补充优质蛋白质（蛋、奶、瘦肉、大豆类等）。

（3）多吃蔬菜、水果。新鲜的水果和蔬菜富含维生素、矿物质及适量的膳食纤维，每天至少要摄入500g左右的蔬菜，200g左右的水果。

（4）选择合适的烹调用油。每天应摄入25ml左右的油脂，适量的油脂可以维持细胞膜的完整性，有利于脂溶性维生素的吸收。亚麻籽油、橄榄油、花生油、茶籽油等可穿插搭配食用。

（5）水分摄入要充足。水具有调节机体内外环境、利于毒素的排出等作用。

这里要强调的是，优质蛋白质是维持正常免疫力的重要原料。鸡、鸭、鱼、瘦肉、蛋、奶、大豆制品都是优质蛋白质的来源。每天1个鸡蛋、250ml牛奶、100～150g瘦肉、100g豆腐或50g豆制品，就能基本满足一名体重60kg左右患者对优质蛋白质的需求量。如果食物量摄入有限或不足，可以用蛋白粉补充。

除了饮食，患者还应注意放松心情和自我调适。良好的心态是战胜疾病的“统帅”，拥有积极的心态对于预防和治疗疾病来说都大有裨益。反之，恐慌、焦虑等不良情绪会削弱我们的免疫力。有了好的心态，摄入的营养也能发挥它应有的功效，二者相辅相成。

另外，适当运动可以促进机体气息的通畅，有规律的锻炼能够强身健体、改善免疫系统。

再就是睡眠，良好的睡眠对消除疲劳、恢复体力、维持正常免疫力来说都是至关重要的。

114. 化疗后味觉改变怎么办?

味觉改变一般和治疗中出现的不良反应有关，包括味觉丧失，对苦味、金属味等异常敏感等。①酸味（如柑橘、山楂等）和甜味能够改善对苦味及金属味（对金属味敏感的患者应尽量避免使用金属器皿）的异常敏感，烹调时可多选用甜味及酸味的调料；②患者应避免食用苦味较强的食物，如芥菜、苦瓜等，改为食用味道较重的食物，如香菇、茴香等；③可以通过变换食物的质地、菜色的搭配及烹调方法等来增强嗅觉、视觉上的刺激，弥补味觉的不足；④另外，如果觉得肉类有苦味，可采用冷盘或利用浓调剂降低其苦味，或烹调前用少许酒、果汁浸泡肉类或混入其他食物中食用，可以提高肉类的接受程度。亦可用蛋、奶制品、豆类、豆制品或干果类取代之，以增加蛋白质摄入量。

115. 吞咽困难应该选择什么食物?

患者经过鼻咽癌放射治疗（大约2周左右）后会出现咽喉肿痛，造成吞咽困难。这时宜采用全流食或半流食的膳食，尽量选择软烂、细碎的食物或改善食物的质地（匀浆膳）。肉泥、蒸蛋、肉粥或与肉汁、肉汤等同时进食可帮助患者吞咽；也可以增加如果冻、布丁等小点心，选择糊状食物或肠内营养支持的方式等。

如果患者不能摄入足够食物以满足机体对能量和营养的需求，就需要添加肠内营养作为加餐或正餐的补充。可以少食多餐，每日至少

6餐；如果患者难以进食，则需要置入鼻胃管或鼻空肠管给予肠内营养，或通过输液给予静脉营养，以满足患者的营养需要，助其完成整个治疗周期，达到最佳的治疗效果。

匀浆膳食参考：

（1）经口进食匀浆膳

蛋白质、脂肪、碳水化合物按比例进行搭配，烹调后用捣碎机或破壁机加工成匀浆食用。少食多餐，循序渐进，注意调配口感。

食谱举例

1）米饭50g（米或其他种类面食50g）

鸡肉或猪肉加胡萝卜（纯肉50～75g，胡萝卜25～50g）

炒油菜香菇（油菜150g，香菇适量）

冬瓜香菜汤（冬瓜250g，香菜适量，水适量）

烹调油6～10g

盐2g

2）将肉菜饺子、馄饨或包子打成匀浆，味道可以保持原味。

（2）鼻胃管、鼻空肠管滴注

选用肠内营养制剂（尤其是鼻空肠管）或肠内营养和食物二者结合（鼻胃管）。配方以肠内营养为主，普通食物（匀浆膳）为辅，根据患者置管的情况选择。

（3）通过管饲推注（胃造瘘）

食谱举例

1）谷物类25～50g、肉类25～50g、肠内营养25g。

2）谷物类50g、肉类50g、蔬菜100g、坚果5g。

3）谷物类50g、肉类50g、蔬菜100g、大豆制品25g。

将以上食物制成匀浆，同种类食物可以替换。其中肉类指的是鸡肉、鸭肉、鱼肉、海产品、猪肉和牛肉的瘦肉；食物重量指的是食物的生重；全日总用油量大约30ml，盐约5g。

以上仅作为膳食参考，可根据患者的耐受情况，灵活掌控，调整食物的摄入量。

116. 什么情况下应当加餐？

鼻咽癌患者放疗开始后，随着剂量的累积，逐渐出现放射性口腔黏膜炎、口腔溃疡和食管黏膜炎、吞咽疼痛等症状，导致患者不能正常饮食。患者能量和蛋白质等营养物质摄入不足，进而出现体重降低、贫血、低蛋白血症等，严重影响放疗的疗效。如果患者体重下降超过放疗前体重的10%，就可能导致放疗中断，影响治疗。因此治疗期间，特别是治疗开始的1～2周后，进食量会有所减少，建议患者增加进食的频次，一日5～6餐，使得总进食量累加起来不少于原来进食量。如此，可更及时、更有效地补充机体所需的营养物质，保持体重，维持良好的营养状态，顺利完成抗肿瘤治疗。

117. 怎样吃可以缓解治疗期间的口干症状？

（1）患者可通过咀嚼柠檬味口香糖以刺激唾液分泌，减轻口干的症状，还可通过饮用淡茶、山楂香蕉饮、柠檬汁或高热量饮料等。

（2）进食时应注意小口细嚼，选择质地柔软、湿润的食物。

（3）避免食用容易粘住上腭的食物，如花生酱或白面包，食物应制成较滑润的状态，如果冻、肉泥冻、菜粥等。可以在食物中加入黄油、肉汤、酸奶、牛奶或水使其口感湿润；也可将质地较干的食物蘸上液体或浸入液体后食用；亦可搭配肉汁、肉汤或饮料一起进食，有助于吞咽。

（4）多食用多汁的水果，如梨、马蹄、藕、桃、苹果、瓜类等；可以经常喝山楂水和柠檬水。

（5）饮食中可增加一些滋阴生津的食物，如藕汁、梨汁、橙汁、橄榄、无花果、罗汉果、酸梅汤等；也可以自制一些水果汁，比如清胃火的荸荠汁，清肺火的梨汁，清肠火的香蕉汁，清心火的苹果汁等，可根据患者自身喜好选择。

（6）应注意限制过咸和辛辣的食物，避免调味太甜、太咸、太浓的食物。

（7）需注意的是，患者不可滥用漱口药水；注意保持口腔湿润，防止口腔感染的同时，亦可保护牙齿；患者应避免用口呼吸。

118. 口腔黏膜炎如何补充营养？

放射性口腔黏膜炎是头颈部肿瘤放疗的并发症之一，出现口腔黏膜炎后，应注意以下几点。

（1）应注意减少口腔刺激并保持口腔清洁（预防感染）和湿润，以减轻疼痛，缓解炎症。

（2）饮食方面应加强营养，以高蛋白、高维生素的食物为主，选择易消化、质软、清淡、无刺激性的食物；烹饪方式以清炖、蒸、烩为主，少食多餐，尽力选择匀浆膳或少渣半流质的饮食。

（3）多饮水（也可选择苦丁茶、苦荞茶、金银花茶），也可将蔬菜及水果制成蔬果汁饮用，以满足机体的需要。

（4）应避免食用过热、过咸、刺激性及酸性（西红柿、泡菜、橘柚等）的食物，以减轻不适感。

（5）必要时患者可用吸管吸吮液体食物，避免食物接触口腔溃疡面；患者还可以尝试吃酸奶、冰激凌、冰棒等食物来缓解口腔内的烧灼不适感。

119. 饮食受限导致蔬菜、水果摄入不足，应该如何补充？

蔬菜富含维生素、矿物质、膳食纤维及抗氧化物质，可谓是“抗癌尖兵”。因此，每天保证一定量的蔬果摄入，对患者来说是大有益处的。如果肿瘤患者在治疗过程中，由于黏膜炎导致吞咽疼痛、咀嚼困难、饮食受限，进而导致蔬菜、水果摄入量不足，可以将蔬果打成果蔬汁后补充摄入。必要时还可以暂时用复合维生素矿物质片剂以及膳食纤维来补充摄入。

自制蔬果汁的方法：

准备食材：胡萝卜 50 ～ 75g，芹菜 50g，其他蔬菜（最好绿叶菜）50g，中等大小苹果 1/2（可不加），油（橄榄油、亚麻籽油、花生油）或坚果 10g（任选其一）。

制作方法：锅中放水 200ml 烧开后，先煮胡萝卜至八成熟，之后放入其他蔬菜、油或坚果；再次开锅后关火，待温度降至温热后，把蔬菜放到捣碎机里加入之前煮好的蔬菜水制成 250 ～ 300ml 蔬果汁。

这款蔬果汁配方经营养专家们鉴定，维生素、矿物质等营养成分丰富，推荐患者饮用。

120. 放化疗期间感到疲劳该如何调理饮食？

很多原因可导致疲劳，包括肿瘤治疗、食物摄取不足、睡眠不足、情绪因素、白细胞计数低下以及服用某些药物等。如果属于医源性疲劳，医生可以对症治疗，改善患者的自我感觉。另外，治疗期间还可以通过营养补充解决疲劳问题。

（1）患者可多食用对神经细胞和精神状态有良好影响的食物，如富含优质蛋白质的瘦肉、蛋、奶等。如果富含优质蛋白质的食物摄入较少或饮食受限，可补充一些乳清蛋白粉和肠内营养。

（2）另外，新鲜的蔬菜和水果也要有一定的摄入量，可做成蔬果汁补充，这样患者的耐受性会更好。

（3）此外，还可通过食疗缓解症状，可以食用一些补血、补脾、益气的山药、大枣、桂圆、莲子、茯苓、枸杞子、芡实、百合、阿胶、鸽肉、蛋等食物。

121. 哪些食物属于流食、半流食?

（1）流食包括：浓米汤、牛奶、豆浆、香蕉牛奶、木瓜牛奶、浓藕粉、果汁、菜汁、各种肉汤类、特殊医用配方食品制剂等。

（2）半流食包括：各种粥类、面条、馄饨、面包、蒸蛋羹、窝鸡蛋、蛋糕；各种豆腐脑、鸡蛋烩豆腐；鲜果汁、果泥、果冻、瓜类、香蕉、柑橘类；菜泥、少纤维的烹制软烂的蔬菜；嫩肉丝、鱼丸、虾丸等。

流食、半流食饮食适合咀嚼困难、发热、食欲不佳等患者。

122. 如何减轻放化疗引起的食欲下降？

放化疗可以引起食欲减退、恶心等胃肠道反应[1]，针对上述反应，有如下建议。

（1）应少食多餐，采用高热量、高蛋白饮食方式。

（2）可以经常变换烹调方式与食物形态，注意食物色、香、味的搭配，通过尝试各种温和调味料来增加食欲。

（3）用餐前可以适当活动或食用少许开胃、助消化的食物，比如炒山楂、鸭肫、麦芽、萝卜、山药、刀豆、酸奶等。此外，还可以选择一些酸甜味的食物达到开胃的效果。

（4）鼓励患者多进食富含维生素A、维生素C的蔬菜和水果，如绿叶蔬菜、胡萝卜、猕猴桃、鲜枣、番石榴、草莓、山楂、柚等来提升食欲。

（5）化疗中出现恶心、呕吐等症状时可口含话梅、姜片（或榨的姜汁），对于止呕有一定帮助。反应较重时可进食清淡、易消化的食物，加以焦米粥、烤面包片、烤馒头片等有醒脾的作用，可促进食欲；还可以配上少许咸菜或者腐乳来缓解，该方法因人而异，可以进行尝试。

（6）放松心情，适当运动。如果症状仍然没有明显改善，患者应告知主治医生，必要时通过口服促进食欲及胃动力的药物来改善症状，也可适量补充一些维生素及矿物质。

（7）如果胃肠道反应较重，进食明显较少的情况已超过3天，应

1 胃肠道反应：本书中胃肠道反应多是指化疗药物常见副作用之一，主要表现为食欲减退、恶心、呕吐、腹胀、腹泻等。

通过肠外营养补充的方式，以缓解胃肠道反应的危机现象。

123. 放化疗后恶心、呕吐怎么办？

（1）食用酸味、咸味较强的食物可减轻恶心、呕吐等症状，还可饮用清淡、温凉的饮料，如陈皮茶、麦芽茶、白萝卜水、鲜藕荸荠汁、鲜榨果汁等。

（2）避免吃太甜或太油腻的食物。呕吐严重时，应避免在2小时内进食。

（3）起床后及运动前吃较干的食物可抑制恶心，如饼干或吐司面包；活动后勿立即进食。

（4）用餐时注意干、稀分食，先食用固态食物，间隔一段时间再饮用汤汁或饮料。

（5）冷、热分食，避免同时摄食冷、热的食物，否则易刺激肠胃，引发恶心。

（6）少量多餐，避免空腹，空腹会加重恶心的感觉。

（7）接受治疗前2小时内应避免进食，以防止呕吐。

（8）适合恶心、呕吐患者吃的食物有：烤馒头、烤面包片、花卷、包子、松糕、姜片粥、西红柿疙瘩汤、蒸山药、土豆泥、海参、清蒸鱼、豆腐丝、萝卜炖排骨、山楂糕、荸荠、柠檬、柑橘、米醋、酸奶、麦芽等。同时，可通过吃一些健脾消食的食物，如山楂、萝卜、酸奶、麦芽、莱菔子等改善症状。

124. 缓解便秘应选用哪些食物?

患者因生活习惯或药物治疗出现便秘时：①应增加富含膳食纤维食物的摄入，如新鲜蔬菜（至少摄入500g）、水果、杂豆类、燕麦、红薯、芋头。富含膳食纤维的蔬果有海带、魔芋、苹果、熟香蕉、核桃、无花果、杏仁、生大枣等；②增加饮水量也可以缓解便秘，可选择蜂蜜水、苦荞茶、花茶水、蔬果汁等，每天至少要喝8～10杯水，饮水总量达到2L以上；③还可以多吃生熟萝卜、蒜苗、果酱、生黄瓜等产气食物，加快肠道蠕动，帮助排便；④建议补充益生菌，益生菌能缓解便秘并有效调节肠道微环境；⑤另外，适当的运动，养成良好的排便习惯（排便时避免玩手机）也有助于缓解便秘。

125. 放化疗出现腹泻，应该如何调理饮食?

肿瘤治疗、药物作用以及不合理的饮食都有可能加快肠道蠕动，从而引发腹泻。不受控制的腹泻可导致脱水、体重下降、食欲不佳、身体虚弱等后果。因此，饮食上应注意以下几点：①避免食用会加重腹泻的高纤维食物，如坚果、瓜子、全谷物、豆类、干果、生的水果和蔬菜。②也要避免食用高脂肪食物，应选择低纤维的蔬菜，如冬瓜、去皮西红柿、去皮茄子、去皮西葫芦、胡萝卜、土豆、去皮熟大枣等并辅以焦米汤、蛋黄米汤等食物。③建议喝一些（自制）果汁和蔬菜汁以保持电解质平衡或饮用电解质饮料，喝水时应遵循小口、多次原则，全日饮水要适量。④可以吃些健脾食品，如以茯苓、薏仁米、白扁豆、山药等煮水喝。⑤严重腹泻尤其是由放射性肠炎导致腹泻的患者需要暂时禁食，可以借助肠外营养补充营养。待恢复饮食后，应以细、软、烂、少渣、易消化的食物为宜。⑥建议适量服用一些改善肠道微环境的益生菌。

126. 出现腹泻为什么需要补充含钾的食物？

腹泻除了丢失水分，还会丢失钾、钠等电解质，因此如果患者频繁腹泻，为了防止电解质紊乱，维持机体内环境的稳定，除了需要补充富含电解质的水分，还需要补充一些富含钾的食物[1]，以尽快纠正电解质紊乱。含钾高的食物有香蕉、桂圆、牛油果，以及甜菜叶、白薯叶、苋菜、菠菜、芥菜等绿叶蔬菜，可将蔬菜、水果煮熟后用捣碎机制成蔬果汁，以补充丢失的电解质。

127. 出现腹胀该怎么办？

出现腹胀后，应避免食用易产气、粗糙、多纤维的食物，如豆类、洋葱、马铃薯、牛奶、碳酸饮料等；进食正餐时不要喝太多汤汁或饮料，最好在餐前30～60分钟喝；应注意少量多餐；勿食口香糖；进食时勿说话以免吞入过多的空气；另外，轻微运动或散步可减轻腹胀感；亦可通过腹部按摩来缓解症状。

1 含钾的食物：含钾丰富的水果有草莓、柑橘、葡萄、柚子、西瓜、香蕉、番茄、硬柿、龙眼、香瓜、枣子、橙子、芒果等。含钾比较丰富的蔬菜有菠菜、山药、毛豆、苋菜、大葱等。

128. 同步放化疗的化疗期间应该如何调理饮食？

（1）化疗前和两次化疗之间阶段

患者表现：食欲基本正常，消化、吸收正常，无发热，这一阶段是患者补充营养的最佳时期——不存在化疗反应，饮食正常。良好的营养可以增强免疫力，提高化疗过程中的抗不良反应能力。饮食安排基本以普食为主。

饮食原则：高热量、高蛋白、高维生素；适量脂肪，缺铁性贫血要摄入含铁高的食物；三餐为主，适当加餐。

饮食要求：饮食热量必须保证维持体重或增加体重，蛋白质摄入量应高于普通人，且其中一半应源于优质蛋白（肉、禽、蛋、奶）；应增加含铁、叶酸、维生素C高的食物，如动物肝脏、肾脏和绿叶蔬菜，以及香蕉、柑、橘、橙、柚、猕猴桃、鲜枣、刺梨等水果；避免食用煎炸食物。每天应保证摄入500g左右的蔬菜、200～400g的水果。

（2）化疗初始阶段

患者表现：可能出现食欲减退、胃部灼热、轻微腹痛腹泻、口腔溃疡等症状。虽然开始出现化疗的不良反应，但患者仍可以进食，需要少食多餐、餐间加餐，应尽可能补充营养；饮食可采用半流食（参考半流食食谱），有助于减轻不良反应。

半流食食谱

早餐：

- 发糕50g

- 蒸嫩蛋羹（鸡蛋1个）

上午9点加餐：

- 肠内营养液150～200ml
- 蛋糕1块50g

午餐：

- 鸡丝龙须面1碗（200ml）
- 蒸白菜肉卷加汁（白菜100g，肉25～50g）

下午3点加餐：

- 果蔬泥100ml
- 肠内营养液150～200ml

晚餐：

- 南瓜粥1碗（200ml：南瓜20g，大米40g）
- 鱼丸烩冬瓜（鱼肉25～50g，冬瓜100g）

晚7点加餐：

- 肠内营养液150～200ml

（3）化疗反应最重阶段

患者表现：出现严重不良反应，恶心、呕吐加重，口腔、消化道溃疡严重，腹痛、腹泻严重，甚至出现发热；患者已无法正常进食，甚至出现进食抵抗。这一阶段主要在于营养的维持，仅提供少量的热量及营养，用于保护胃肠道功能，减少肠道负担。如不良反应时间超过3天，应接受肠外营养支持，饮食采用部分肠外搭配部分肠内营养的方式，有利于度过极重反应阶段。饮食安排上采用流食饮食，6～8餐/日，可随意饮食。

129. 怎样合理安排饮食和化疗时间?

患者在化疗期间要合理安排饮食。化疗当天，饮食应清淡可口。建议在化疗前2小时进食，这样在化疗时食物基本消化完成，属于相对半空腹状态；化疗结束后晚餐可以晚些吃，拉开反应时间；这样可以避免或减轻恶心、呕吐等消化道症状。

另外，口服化疗药建议在饭后半小时吃或遵医嘱，能减轻患者消化道反应的不适感。

130. 化疗期间增加营养的饮食建议?

（1）一天内少食多餐，而不是一天3餐。必要时吃点零食，治疗期间如果体重下降，零食可以帮助恢复体重。

（2）在任何时间吃喜欢吃的食物。

（3）每隔几小时吃点东西，不要等到饿的时候再吃。

（4）感觉非常饿的时候，可以享用一顿“大餐”，例如早起之后感到很饿，就把早餐当作一天中最重要的一餐。

（5）用餐或吃零食时尽量选择高热量、高蛋白的食物。

（6）补充高热量、高蛋白的饮品，如罐装医用食品。

（7）大部分流食要分配在两餐之间喝，而不要在用餐时喝。

（8）高蛋白食物可选择鸡蛋沙拉、肉禽类、鱼类、豆类、坚果等。

（9）不要害怕尝试新的食物，有些之前不太喜欢的食物会在治疗期间变得“更好吃”。

（10）化疗期间早餐尽量选择清淡的食物，量取平时的一半，餐后1～2小时再进行化疗，这样可有效减轻化疗导致的恶心等不适症状。

131. 化疗期间为什么要多饮水?

化疗会引起消化道的不良反应，也会造成水分摄入不足，导致机体内环境紊乱。多喝水除了能满足机体的基本需求，还可以促进药物代谢产物及毒素排出体外，减少对胃肠道、肾脏等的损伤。

化疗期间每天应喝水不少于2000ml，这样不仅能维持患者的正常生理代谢，减轻化疗的不良反应，还能保证足够的尿量。化疗24小时内，患者的尿量不应少于1500ml；输注铂类化疗药物的患者24小时内的尿量应达到3000ml，以促进毒素的排出。

132. 某些化疗药物会引起尿酸升高，如何调理饮食?

化疗药物会破坏大量的白细胞，致使核蛋白转化率增加，导致血液中的尿酸增加，引起高尿酸血症。化疗过程中应注意观察患者尿量和尿色的变化，鼓励患者多饮水，保证每日有充足的液体摄入。患者每日的尿量应超过2500ml，以促进尿酸的排泄。尿酸升高患者除谨遵医嘱接受药物治疗外，还应在减少尿酸盐结晶沉淀的基础上采取低嘌呤饮食，以少肉多蛋、宜碱忌酸、宜清淡忌味重为原则，让患者多吃蔬菜、水果。痛风发作期间的蛋白质食物来源应以牛奶、鸡蛋为主。

患者可以食用海蜇、海藻、海参、大米、小米、麦片、藕粉、核桃、杏仁、花生、百合、莲子等嘌呤含量少的食物；忌食动物内脏、海鲜、贝类等富含嘌呤的食物；少喝煲制的荤汤，以减少尿酸的形成。

133. 化疗药物引起肢体麻木，应该怎样靠饮食调理？

有些化疗药物会引发患者肢体麻木的症状。此时，除了遵循医嘱用一些为神经提供营养的药物，还应在饮食上增加具有营养神经系统功效的食物，如动物肝脏、牛肉等肉类、鸡蛋、奶、鱼卵、酵母、米糠、麦麸、全麦、燕麦、黄豆、豇豆、豌豆、核桃、花生、菠菜、小白菜、油菜、茼蒿、红苋菜、茴香、芹菜、西红柿、竹笋、香蕉等。另外，患者应避免进食生冷食物，避免接触寒冷物体并注意保暖，还可通过按摩肢体来缓解症状。

134. 化疗患者需要注意补充哪些维生素和矿物质？

患者用药后机体消耗会增加，易造成一些维生素、矿物质的缺乏，叶酸缺乏也很常见，应多摄入含叶酸多的食物，如动物肝脏、蛋、绿叶蔬菜、柑橘、香蕉等；化疗还可导致神经损伤，引发腿脚疼痛、麻木、肌肉无力以及发痒等症状，患者应注意补充富含维生素E[1]、B族维生素和钙、镁、锌[2]的食物，例如亚麻籽油、橄榄油、五谷杂粮、瘦肉、海产品、坚果、酸奶、香菇等。如果化疗周期较长，不良反应增加，则有必要补充复合维生素、矿物质和维生素D_3等。另外饮食方面需要注意食物多样化，营养均衡。

1 维生素E：富含维生素E的食物有各种油料种子及植物油，如麦胚油、玉米油、花生油、芝麻油、豆类、粗粮等。

2 锌：食物中含锌较多的有牡蛎、胰脏、肝脏、血、瘦肉、蛋、粗粮、核桃、花生、西瓜子等。

135. 放化疗后白细胞和血小板低，该如何调理饮食？

白细胞降低的患者在饮食方面除了要注重保证充足的营养，还要补充高蛋白食物，因为蛋白质是合成白细胞、血小板等物质的原料，也是维持良好免疫力不可或缺的基础。含有优质蛋白质的食物包括鸡蛋、牛奶、酸奶、瘦肉、动物肝脏、鱼肉、海产品、大豆及其制品、乳清蛋白粉等。另外，患者还要保证新鲜水果和蔬菜的摄入，这些食物含有丰富的抗氧化物质，具有抗炎、抗自由基、提高机体免疫力的作用，可以为机体带来很多益处。

患者可以交替调节着吃牛尾菌菇汤、脊骨蔬菜菌菇汤、猪蹄黄豆花生汤、鲫鱼豆腐汤等（一定要将汤里的食材吃掉），以提高血细胞水平。

给大家提供两个食疗方供参考：

（1）鸡血藤30g、黄芪15g、大枣10枚。一起煮水喝。

（2）大枣50g、花生米50g（花生衣1g）、玉米须少许。加少量红糖煮水喝，煮好后把玉米须弃掉喝汤吃渣（血小板低的患者）。

136. 治疗期间白蛋白降低应该如何纠正？

患者白蛋白降低提示有营养不良的风险，对于术后患者来说，白蛋白降低会导致手术切口愈合延迟，增加感染概率；对于放化疗患者来说，白蛋白降低可能导致治疗中断。因此，应当及时进行营养干预，避免和及时纠正低蛋白血症。应在患者的饮食中补充高蛋白食物，如鱼肉、鸡肉、猪肉和牛肉的瘦肉、蛋、奶，以及大豆制品等富含优质蛋白质的食物。此外，最好添加蛋白营养补充剂——蛋白粉，能帮助患者更高效地补充蛋白质，及时纠正低蛋白血症及预防营养不良导致的肌肉减少症。

137. 蛋白质的重要性?

蛋白质的重要性主要体现在以下几个方面。

（1）蛋白质是最重要的营养物质之一，没有蛋白质就没有生命。

（2）蛋白质是组成人体所有组织、细胞的主要成分——人体内的血液、肌肉、内脏、骨髓甚至指甲和头发，没有一处不含蛋白质。

（3）蛋白质参与人体内环境的各项生命活动——肌肉收缩、血液循环、呼吸、消化、感觉功能、思维活动等。

（4）对于肿瘤患者来说，蛋白质更重要的作用是合成抗体（抗体主要由某种蛋白质构成），使人体具有抵御疾病、抵抗外界病原侵袭的免疫力。

138. 贫血的饮食建议?

（1）贫血患者应选择富含优质蛋白质的食物，如猪肉、牛肉、羊肉等的瘦肉，各种动物肝脏等含铁丰富、吸收率高的食物。

（2）也要多吃蔬菜、水果，因为蔬菜、水果富含维生素C，有利于促进植物铁的吸收。含维生素C较高的水果有猕猴桃、柠檬、柑橘、鲜枣、刺梨、山楂等。

（3）餐后半小时至一小时内进食水果有利于铁的吸收利用。

（4）如果出现贫血严重的状况，应遵医嘱补充铁剂。

另外，人体缺乏维生素B_{12}和叶酸时也会导致巨幼细胞贫血。维生素B_{12}主要存在于动物的肝脏、肾脏和肉类中，其次为鱼类、贝类（蛤）、蟹类、蛋类和奶类中；叶酸主要存在于动物肝脏、肾脏、酵母和绿叶蔬菜中。患者在放化疗期间应多补充这些食物以纠正贫血。

139. 优质蛋白和非优质蛋白的区别，如果对动物蛋白不耐受该怎么办?

机体通过摄入动物性蛋白和植物性蛋白来获取蛋白质。其中蛋类、奶类、鱼肉、鸡肉以及猪牛羊瘦肉、海产品、大豆等属于优质的动植物蛋白质，含有人体必需的氨基酸，它们的蛋白模式和人体的很接近，利用率较高，能让我们更有效地合成自身蛋白，补充机体所需的蛋白质。

建议吃动物蛋白的原因是，除了大豆及其制品，绝大部分植物蛋白质中，赖氨酸、蛋氨酸、苏氨酸和色氨酸含量相对较低，营养价值也相对较低，属于非优质蛋白。

肿瘤患者需要补充能量及多种营养素，其中，蛋白质的补充尤为重要。一是优质蛋白质是维持机体正常免疫力的物质基础；二是在治疗期间保证优质蛋白质的摄入，有助于预防肌肉丢失，维持良好的营养及功能状态，提高患者的生活质量。

建议通过食物补充优质蛋白质，如果患者很少食用动物性蛋白食物或者抗拒这类食物，可以选择大豆蛋白。另外，还可以通过增加富含氨基酸的菌菇类、杂豆、坚果等食物来提高蛋白质的摄入。

140. 化疗期间可供参考的食疗验方？

养血粥

食材：当归3g、黄芪5g、熟地3g、砂仁2g、枸杞子3g、紫米15g、大米15g、小米20g、花生米15g、红小豆10g、小枣25g。

做法：把中药备齐煎至100ml去渣待用，把粥煮至8成熟后，汤药倒进粥里直至煮熟后食用。

如果在化疗期间出现贫血、红细胞/白细胞以及血红蛋白的减少、精神疲倦、头晕、目眩、心悸、气短、毛发不泽或易脱落、羸瘦萎黄等症状，可自制以上食疗药膳服用。治疗期间，合理的营养搭配配合食疗药膳，有助于缓解不适症状。当营养状况得到改善时，也会使抗肿瘤治疗发挥最佳效果，切记“保体重就是保健康”。

141. 什么是营养支持治疗？

营养支持治疗是指通过营养教育、饮食指导、肠内及肠外营养支持等途径，预防和治疗营养不良，调节免疫代谢，最终达到改善营养状况、降低营养不良的发病风险、增强抗癌治疗效果、减少抗癌治疗不良反应、提高患者生活质量等目的的治疗方式。

142. 患者在什么情况下需要补充医用食品？

属于下列情形的患者需要补充医用食品（补充肠内营养）：①手术前需要营养支持的患者；②手术后刚刚恢复经口饮食，以流质和半流质饮食为主的患者；③放化疗期间食欲减退，饮食量减少，体重下降，需要补充营养的患者；④不能经口饮食，需要借助鼻饲管或空肠造瘘饮食的患者；⑤普通饮食不能满足机体营养需要的患者；⑥存在营养不良风险的患者；⑦康复期需要加强营养的患者。

医用食品是为了满足进食受限、消化吸收障碍、代谢紊乱或特定疾病状态人群对营养素或膳食的特殊需要，而专门加工配制而成的配方食品。

医用食品可提供全面均衡的营养，存在营养不良或营养风险的患者均可获益，其益处包括缩短住院时间、减少并发症、降低住院费用等。

口服这类医用食品时应循序渐进，遵循由稀到浓、由少到多、小口啜饮的原则，最好在医生和营养师的指导下服用。

143. 康复期应该如何进行食疗?

患者经过一段时间的治疗后，身体损耗很大。进入康复期后，身体各方面功能逐渐恢复，食欲有所增加。可根据自身体质选择一些食疗药膳来调理身体。

食疗的处方很多，现介绍几种比较简单易行的食疗方：①猪肚莲子，把莲子放进猪肚中煮，有健脾益肾、补气的功效；②黄芪甲鱼汤，有补气、滋阴养血的功效；③红枣山药银耳冰糖饮，有滋阴养血、益肺补气的作用；④山药薏仁柿饼粥，山药双补气阴，扶助正气，薏仁利湿祛邪，柿饼润肺；⑤枸杞子乌鸡汤，滋补肾阳，益气血；⑥枸杞子银耳冰糖羹，滋补肾阳，滋阴润肺，益胃生津等；⑦清炒血豆腐，有补气益血、解毒等功效。以上都可作为康复期的饮食内容，或结合自身的实际情况调理身体的膳方，改善营养状况有利于机体康复。

144. 睡眠不好应该如何调理？

失眠是由各种原因引起的，饮食方面的调理可能会助力睡眠，但也因人而异。可尝试以下食物，如香蕉、温牛奶、全麦面包、燕麦片、蜂蜜、小米粥、亚麻籽、杏仁、土豆、菊花茶等。例如，可以在睡前饮用一杯温热牛奶外加一小块面包或半根香蕉。另外，建议患者多接触大自然，适当进行身体活动，保证每天能晒晒太阳（晒后背）。长期失眠者如果通过饮食调理效果欠佳，应及时咨询医生，必要时借助药物改善症状。

145. 抗炎食物的作用？

炎症是癌症的催化剂，抗炎食物可以增强机体免疫力，抑制炎症反应，起到更好的抗炎作用。一些抗炎食物富含单不饱和脂肪酸、亚麻酸、DHA、EPA，不仅有利于降低血液中的低密度脂蛋白水平，还能增强机体的抗氧化应激能力，降低炎症的发生。

部分抗炎食物包括：牛油果、深海鱼、三文鱼、姜黄、黑巧克力、生坚果、蔬菜、低糖水果、绿茶、椰子油、香辛料（如薄荷、孜然、肉桂、茴香）、有机特级初榨橄榄油/有机草饲黄油等。

146. 肿瘤患者有没有必要每天吃海参?

海参是相对比较珍贵的食品，也是名贵的药材。有滋阴血、润内燥之功效。现代研究表明，海参具有提高记忆力、防止动脉硬化、预防糖尿病以及抗肿瘤的作用。患者可根据经济条件和体质选用，1周吃3～4次即可。

海参不属于优质蛋白，低蛋白血症的患者用海参作为补充蛋白的效果不好，但海参可以和肉类一起搭配食用，能够提高蛋白质生物利用率。

147. 治疗中加工的熟肉制品可以吃吗?

在治疗期间，如果患者食欲不佳，可适量食用加工的熟肉制品调剂口味，但不建议多吃。熟肉制品在加工过程中会添加一些食品添加剂等，同时由于运输、储存的环节，可能导致微生物滋生，存在一定的食品安全隐患，所以还是建议吃新鲜的、自己烹调的肉制品为好。

148. 喝酸奶好还是喝牛奶好?

酸奶和牛奶的营养价值都很高。酸奶是由优质的牛奶经过乳酸菌发酵而制成，经过发酵，牛奶中的乳糖和蛋白质被分解成更小的分子（如半乳糖），使蛋白结成细微的乳块，更容易被消化吸收。对于乳糖不耐受的患者来说，酸奶中的乳糖已被降解，不易造成腹泻，所以更推荐这些患者喝酸奶。另外，酸奶中含有的有益菌有助于肠道的消化和吸收，维持良好的肠道微生态，增强机体免疫力。

149. 肿瘤患者能吃保健品吗?

保健品的种类繁多，有些保健品对肿瘤患者有一定的好处，能起到辅助治疗作用。但是，不能将这种作用无限夸大（保健品不能代替治疗）。肿瘤患者应进行正规、系统的治疗，如手术、放/化疗、中药调理等，营养不良则要进行营养治疗，这些治疗是保健品无法替代的。患者在康复期可以选用一些保健品，但是不能盲目购买，要选择适合自己的，同时要仔细阅读说明，了解其主要功效后对症选购。另外，还应注意该保健品是否有保健品标志和注册批号，买到正规、安全的保健品。

150. 无鳞鱼能不能吃?

可以吃。拿带鱼来说，中医理论认为它有补五脏、祛风杀虫、和中开胃、暖胃、补虚等功效，有补益作用，可以适量食用。

有些患者不敢吃无鳞鱼，担心它属于“发物”，但事实是，无鳞鱼和其他鱼类一样，富含优质蛋白质，营养价值高，并含有ω-3脂肪酸。ω-3脂肪酸属于多不饱和脂肪酸，不仅有利于降低血液中的低密度脂蛋白，还能帮助机体增强抗氧化能力，增强机体免疫力，起到很好的抗炎作用。

151. 放化疗期间能吃生蒜吗?

大蒜属辛辣食物，不适合正在进行头颈部放疗的患者食用。大蒜会加重对患处的刺激，有眼疾、口腔溃疡、胃溃疡的患者也不宜食用。不过，因为大蒜本身具有杀菌和抗肿瘤作用，因此，如果不属于以上体质或疾患，仅作为口味上的调剂，是可以适当食用一些的。对于烹调后的熟大蒜在治疗期间是可以吃的。

152. 酸菜、泡菜能吃吗?

当年腌好的酸菜可以调剂口味吃，但需要注意食用量和频次。泡菜经过发酵后含有乳酸菌，对身体是有益的，可以吃。总之食物要多样化，但以新鲜的蔬菜为好。

153. 能通过吃辣椒来增加食欲吗?

辣椒作为蔬菜和香辛料，在我国具有悠久的食用历史。研究表明，辣椒具有增加食欲、振奋精神、促进血液循环、强胃健脾等功效，辣椒中含有的辣椒素还具有镇痛作用。不过，头颈部放疗患者不宜食用辣椒，因为辣椒只会对病情“火上浇油”，可以在烹调中增加酸甜口的调味料来调节口味，促进食欲。

154. 蔬菜、水果有益，每天建议吃多少?

摄入非淀粉类的蔬菜、水果与降低患癌风险有关。2023版中国居民膳食指南建议：

（1）水果类每天应摄入200～350g。食用多种多样的水果，如蓝莓、蔓越莓、红石榴、香蕉、橙、柚、紫色提子、柿子、火龙果等。

（2）蔬菜类每天应摄入300 ～ 500g，且至少一半是深绿叶蔬菜。深颜色的或五颜六色的蔬菜营养最为丰富，如鲜芦笋、番茄、苋菜、荠菜、菠菜、油菜、西蓝花、紫甘蓝、红菜头、洋葱、蒜苗等，每天最好选用5种以上的蔬菜。

155. 蔬菜生吃好还是熟吃好？

蔬菜生吃和熟吃各有各的好处。如果想更多地保留蔬菜中的水溶性维生素，最好选择生吃。另外，可以根据不同蔬菜富含的营养物质来决定生吃或熟吃。

萝卜缨、青椒、洋葱、紫甘蓝等一些蔬菜中所含的维生素C及生物活性物质，很容易在烹调中受到破坏，生吃可以减少营养物质的流失，让我们最大限度地获得好处；而胡萝卜、彩椒、西红柿、甜菜头、油菜等颜色呈红绿或橙黄的蔬菜中含有丰富的类胡萝卜素、胡萝卜素、叶黄素、番茄红素营养物质，这类蔬菜最好熟吃，以保证机体能够充分地吸收上述营养素。

156. 水果和蔬菜能否互相替代？

不能，蔬菜特别是深色蔬菜所含的维生素、矿物质、膳食纤维等均高于水果；水果的碳水化合物、有机酸和芳香物质则比蔬菜多。我国古代的养生理论提出“五菜为充，五果为助”，可见祖辈们早就了解蔬菜和水果各自的营养价值，它们是不能互相替代的。

157. 康复期可以饮酒吗？

不建议饮酒，饮酒可导致单纯热量摄入增多，进而造成肥胖、酒精性肝硬化、营养不良，并影响糖类的代谢导致低血糖、影响维生素的吸收。

饮酒和口腔癌、咽喉癌、食管癌、乳腺癌、直肠癌等有关，此外，有充分的证据指明饮酒与口腔癌、咽喉癌、食管癌、乳腺癌、直肠癌等多种恶性肿瘤的发病风险相关。

158. 冬虫夏草、灵芝孢子粉能吃吗？

冬虫夏草和灵芝孢子粉属于中医药保健品，在我国有着悠久的使用历史，广泛应用于多种疾病的治疗。冬虫夏草具有补肾益肺的功效，可以提高机体免疫力、改善睡眠、缓解疲劳、促进新陈代谢等。此外，冬虫夏草还具有抗炎、抗氧化的作用；灵芝孢子粉具有补益肺虚、益气安神、补心养血的功效，它含有多种抗氧化物质。

159. 牛奶会促进肿瘤生长吗？

不会。没有科学证据显示牛奶会促进肿瘤的生长，相反，牛奶营养丰富，含有多种增强人体抗病能力的免疫球蛋白（抗体），具有防癌作用。牛奶是人体最佳的钙质来源，应保证每天摄入250ml的牛奶或酸奶。

160. 牛、羊、鸡肉和鸡蛋是“发物”吗?

“发物”只是民间的说法，并没有得到现代科学的认可。关于“发物”并没有确切的定义，有些“发物”与过敏性疾病有关，有的则是与疮疡肿毒有关。但肿瘤既非过敏性疾病，也非传统意义上的疮疡肿毒，与“发物”这个概念没有关联。民间所谓的“发物”多富含蛋白质和维生素，对肿瘤患者来说有利而无一弊，富含蛋白质和维生素的食物不仅能满足机体的营养所需，还能提高机体的免疫力和抗病能力。选择新鲜的、符合卫生安全标准的食材并适量食用，对患者来说就是有益的。“发物”“只能吃碱性食物”等说法都缺乏科学依据，不能偏听偏信，要因病施膳。

161. 营养支持（加强营养）会促进肿瘤生长吗?

有人认为“肿瘤患者增加营养会让肿瘤细胞生长加快，增加复发、转移的概率”，应该少吃来“饿死肿瘤”。事实上，没有科学证据表明营养支持会促进肿瘤生长，营养支持也不是治疗肿瘤本身，而是改善患者的营养状况，提高患者的免疫力，从而加强其抗肿瘤的能力。合理的营养支持不仅不会促进肿瘤组织的生长，反而可以抑制恶性肿瘤，使患者有效地配合和承受各种治疗措施，以保证治疗效果，有助于延长患者的生存期。

162. 患者需要忌口吗？

是否忌口应根据病情、病性和不同患者的个体化特点（体质）来决定。食物本身没有好坏之分，就看饮食搭配是否合理，过分忌口会影响机体所需营养的摄入，营养跟不上或饮食不平衡，都会导致气血生发不够，致使身体更加衰弱。疾病和各种治疗的副作用本就会降低身体的免疫力，太过忌口不但不能帮助恢复，反而会适得其反。建议患者“什么都吃，但又不多吃”，保证食物多样化和合理搭配会使营养全面又均衡，满足机体需求的同时，也能提高肿瘤患者的体能及生活质量。

163. 汤的营养价值高吗？

一般人的观念都会觉得汤比肉更有营养，据测试，汤里所含的营养只占原料的5% ～ 10%，含有少量的非蛋白氮、嘌呤、游离氨基酸，少量的钾、钠、钙、镁等离子，营养密度低。而主要的维生素、无机盐以及大部分的营养物质（尤其是蛋白质）仍留在了原料（肉）里。肿瘤患者所需要的是肉中的蛋白质，并且大部分患者的食量都有减少的情况发生，所以营养医生建议，要想多补充营养，应鼓励患者先吃肉再喝汤或汤和肉一起吃。如果患者消化能力很差，或因病情限制不能吃渣（肉），那就只好喝汤了。

164. 酸性体质、碱性体质与肿瘤有关系吗?

食物化学研究将食物分为了酸性和碱性，但这不代表它们会在体内形成酸性或碱性物质。食物在人体内经消化、吸收、代谢后形成的“酸碱性”非常复杂，机体经酸碱平衡调节后会维持正常的酸碱度，正常情况下不会出现所谓的“酸性体质”或“碱性体质”。流行病学研究证明，常吃蔬菜、水果及粗粮等对人体很有利。但要注意的是，肿瘤治疗期间应注意饮食均衡，不能片面地追求水果和蔬菜的摄入量，更要保证足够的蛋白质摄入。

165. 什么是平衡膳食?

我们把能提供人体每天所需的主要营养元素和微量营养元素，且比例适当、能够维持正常生理功能，促进生长发育和健康的膳食称为“平衡膳食”。

平衡膳食指将谷物、豆类、肉、蛋、奶、蔬菜、水果、油脂等食物合理搭配，实现营养全面的膳食。通过平衡膳食，人体可以获得维持健康所需的各种营养成分。我国早在西汉时期就对合理膳食有过精辟的论述，提出“五谷为养，五畜为益，五菜为充，五果为助”，这一论述符合现代平衡膳食的基本原则。中国营养学会于2023年公布了最新版的中国居民膳食指南（图1），以宝塔的形式展示了每天应摄入的食物种类和分量，即“中国居民平衡膳食宝塔”。该指南是一本指导中国人科学、合理饮食的“教科书”。建议康复期的患者在日常生活中按照膳食宝塔的指导，合理搭配饮食，做到营养均衡，为机体带来健康的保障。

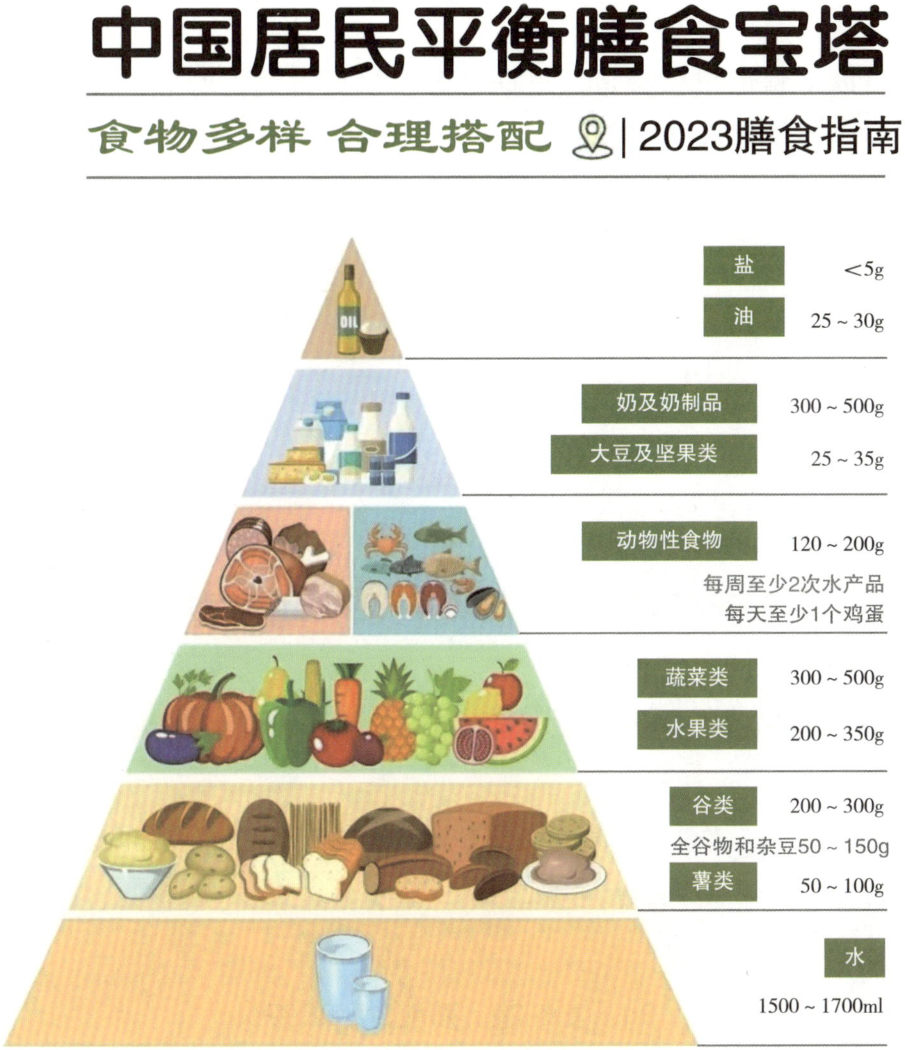

图1　中国居民平衡膳食宝塔

附：鼻咽癌患者推荐食谱

以下食谱仅供参考，根据自身习惯可微调。以下食材重量指生重。

一、鼻咽癌放疗期间的营养食谱

— 流 食 —

早餐：

- 蒸嫩蛋羹1个
- 全营养素250ml（特殊医学用途配方食品用25 ~ 50g）

加餐：

- 果汁250ml

午餐：

- 菠菜肉泥稀米糊200ml（菠菜叶25g，肉50g，大米25 ~ 50g用搅拌机捣碎而成匀浆。）
- 蒸嫩蛋羹1个
- 参须2 ~ 3g、麦冬2g、熟地3g，代茶饮

加餐：

- 蔬果汁250ml（参考蔬果汁制作）

晚餐：

- 全营养素250ml（特殊医学用途配方食品用25 ~ 50g）

加餐：

- 牛奶冲鸡蛋250ml（可加饼干）

— 半流食 —

早餐：

- 莲子薏仁银耳米粥250ml（莲子5g，薏米10g，红绿豆5g，银耳2g，大枣2枚煮熟后去皮，大米40g）
- 面包1片
- 蒸嫩蛋羹1个

加餐：

- 全营养素250ml（特殊医学用途配方食品用25～50g）

午餐：

- 肉末小疙瘩汤碎菜或馄饨1碗250ml（肉50g，面粉50g，碎菜叶25g）
- 氽小丸子冬瓜（肉50g，冬瓜150g）

加餐：

- 果蔬汁250ml

晚餐：

- 碎菜龙须面甩鸡蛋1碗约250ml（鸡蛋60g，龙须面50g，碎菜25g）
- 蒸茄夹（瘦肉50g，圆茄子150g）

加餐：

- 全营养素250ml（特殊医学用途配方食品用25～50g）

— 软　食 —

早餐：

- 小米海参粥1碗（中等大小，小米30g，海参1根）
- 鸡蛋1个
- 豆沙包50g（豆沙10g，面粉35g）
- 热拌青菜胡萝卜（菠菜50g，胡萝卜10g，焯一下调味即可）

加餐：

- 银耳莲子羹（水发银耳30g，莲子5g）

午餐：

- 软米饭100g
- 清炖莲藕鸡汤（莲藕100g，鸡块150g）
- 炒番茄菜花（番茄酱10g，菜花200g）

加餐：

- 全营养素250ml（特殊医学用途配方食品用25～50g）

晚餐：

- 椒盐蒸饼100g
- 清蒸鱼（鱼150g）
- 素烧丝瓜（丝瓜200g）

加餐：

- 温牛奶250ml

注意事项：凡是汤类的菜肴，吃肉喝汤。

二、鼻咽癌伴贫血的营养食谱

早餐：

- 龙眼大枣阿胶粥1碗（阿胶5g，大枣3枚煮熟后去皮，山药10g，龙眼肉5g，大米50g）
- 鹌鹑蛋3个
- 牛奶250ml

加餐：

- 全营养素250ml（特殊医学用途配方食品用25 ~ 50g + 蛋白粉10g调和）
- 面包（1片）

午餐：

- 软米饭50 ~ 100g
- 黄芪枸杞甲鱼煲（甲鱼120g，黄芪和枸杞少许）
- 素焖扁豆（扁豆200g）

加餐：

- 雪梨银耳大枣羹250ml（大枣煮熟后去皮）

晚餐：

- 紫米面发糕100g（紫米30g，面粉70g）
- 氽肉丸冬瓜香菜（肉50g，冬瓜75g，香菜少许）
- 熘肝尖（猪肝75g）
- 清炒菠菜（菠菜200g）

加餐：

- 牛奶 + 饼干（或其他糕点）2块

三、用药篇

166. 如何识别假药?

最简单而又确切的区别假药的方法就是看包装上的批准文号。药品包装上一定能够看到国家药监局的批准文号:“国药准字H(或Z、S、J、B、F)+8位数字”,它的意思是经国家药品监督管理局批准生产、上市销售的药品。H字母代表化学药品,Z字母代表中成药,S字母代表生物制品,J字母代表进口药品国内分包装,B字母代表具有辅助治疗作用的药品,F字母代表药用辅料。有“国药准字”批准文号就是真药,没有“国药准字”批准文号就是假药。如果包装上没有“国药准字”肯定不是药品,如果有“国药准字”则可以登录国家药品监督管理局查询数据。

167. 如何避免买到假药、劣药?

一要选择正规的医院或药店,到证照齐全的正规医院或药店购药,在一些流动摊贩处容易买到假药。二要查看包装,看包装、标签及说明书的材质和印刷质量,确定包装上有无批准文号,无批准文号或标注有问题的药千万不要购买。三要仔细观察药品的品质,固体制剂要看其有无变色、斑点;液体制剂(如糖浆剂)要看其有无霉变、絮状物、浑浊、沉淀等;软膏剂要看其有无水化、变稀、变色、异味等情况。

168. 为什么“小广告”上的药物不可信?

药物本身就是把“双刃剑”,用对能达到治疗疾病的目的,用错就有可能对人身体产生严重的不良后果。因为绝大多数“小广告”上的药物都没有经国家安全机构检测过，其作用机制、成分、药品性状等都无法得到保证，该类药物属于违法药物，如若使用有可能引发严重的不良反应，危害自身安全。

169. 什么是处方药和非处方药?

所谓处方药，是指经医生开具处方后才能从药房或药店得到并需在医生监控或指导下使用的药物。处方药一般包括刚上市的新药、可产生依赖性的某些药物、本身毒性较大的药物等。使用药物需医生处方，并在医生指导下使用。

非处方药是指那些不需要持有医生处方就可直接从药房或药店购买的药物。这些药物大都适用于如下情况：感冒、发热、咳嗽；消化系统疾病；头痛；关节疾病；鼻炎等过敏症；营养补剂，如维生素、某些中药补剂等。

170. 如何阅读药品说明书?

药品说明书是由国家药品监督管理局审核批准的，是用于指导医药护专业人员和患者治疗用药的科学依据，也是保障公众用药安全的重要依据，具有法律效力。药品说明书包括警示语、药品名称、成分、性状、适应证[1]或功能主治、规格、用法用量、不良反应、禁忌证[2]、注意事项、孕妇及哺乳期妇女用药、儿童用药、老年用药、药物相互作

1 适应证：指某一种药物或诊断治疗方法所能诊断治疗的疾病范围或疾病状态。

2 禁忌证：指不适宜于采用某种诊断或治疗措施的疾病或状况。

用、药理毒理、药物代谢动力学、贮藏方法、包装、有效期、批准文号、生产企业等信息。用药之前要正确阅读药品说明书的内容：

（1）了解药品的名称，正规的药品说明书都有药品的通用名、商品名、英文名和化学名，认准通用名，以避免重复用药。

（2）关注药品成分，有些药品为单一成分，有些为复合成分。若因为疾病因素需同时服用两种或两种以上的药物时，需仔细阅读药品成分是否有重复，若有重复成分需咨询药师或医生。还应注意药品中成分是否含有患者过敏的物质，避免过敏。

（3）若自行去药店购买药物，需注意患者症状跟说明书上的适应证是否一致，对症服用药物才能让病情得到有效缓解。

（4）了解药品的用法用量，比如是口服、外用还是注射？口服是饭前、饭后还是睡前服用？一天要吃几次？吃多少剂量？等都要仔细看清楚。避免过量或减量服药，过量服药可能加重不良反应，减少药量可能达不到有效药物浓度，导致治疗效果下降。

（5）注意药品的贮藏条件，药物的性质不一样，贮藏的要求也存在很大差异，要严格按照药品说明书的贮藏要求进行储存，以保证药品的药效。

（6）仔细阅读药品禁忌证，特别注意禁用、忌用和慎用。“禁用”是绝对禁止使用；“忌用”是不适宜使用或应该避免使用；“慎用”是可以使用，但必须慎重考虑，权衡利弊，要在医生指导下使用。

（7）在阅读说明书的时候，对不良反应、药物相互作用、注意事项、特殊人群用药等内容也要多注意一下。如有不明白的地方，向药师或医生咨询。

171. 为什么一定要看药品的禁忌?

药品的禁忌是指在某些情况下绝对禁止服用该类药品的一个说明。最常见的禁忌是“对本品过敏者禁用”之类的字样，所以医生在开具药物处方时，通常会询问患者的过敏史以及既往用药史等，这时患者应该如实告知医生。但是，有些药品的禁忌证较多，医生不可能面面俱到，因此，患者在阅读了药品说明书中的药品禁忌后，需要结合自身情况作出判断，这也是对自己的一种保护。

172. 药品应如何正确储存？

正确储存药品是保证药品质量的基础，影响药品质量的因素主要包括空气、温度、湿度、光线、时间等。药品的储存温度包括常温（10～30℃）、阴凉处（≤20℃）、冷处（2～10℃）以及凉暗处（避光并不超过20℃）；避光是指药品需避开阳光直射，遮光是指药品需存放在不透光容器中；密闭是防止尘土和异物进入，密封是防止风化、吸潮、挥发或异物进入。药品储存不当可能直接影响药品质量，导致药品的有效性下降或毒副作用增加，因此要严格按照说明书上贮藏要求储存药品。同时保存药品时应将瓶盖拧紧，放在儿童触碰不到的地方，防止造成儿童意外中毒。

173. 为什么一定要遵医嘱服用药物?

因为药物的作用机制不相同，不良反应各有区别，药物之间又有相互作用；药物在小肠吸收后，通过血流到达全身，血药浓度达到一定程度才开始起效，药物要起作用必须保持血药浓度高于一定水平，所以要在血药浓度降低到最小有效浓度之前再次服药。因此，遵医嘱服药，会使血药浓度长期保持在适当的范围内，能最大限度地发挥药物功效。如果因为某次忘记服药，而在下次服药时同时服用两次的量，则会引起血药浓度过高，而导致出现不良反应，所以患者一定要遵医嘱服用药物。

174. 出现哪些问题需要停药?

当服药过程中，出现严重的过敏反应[1]、严重的副作用、肾损害、肝损害及其他脏器损害时，需要停止服药，此时需要及时向医生咨询并调整治疗方案。

175. 用药期间为什么不能饮酒?

（1）酒精会干扰药物代谢，影响药效。大多数药物进入人体后，需经肝脏代谢，而酒精的存在会干扰这一过程，从而使药物作用减弱。

（2）酒精还会使其代谢产物无法正常排泄，而转向与肝、肾细胞结合，从而造成肝、肾组织的损伤，严重时可导致肝坏死。

（3）另外，酒精还会增加药物对胃肠道的刺激作用，严重者可引起消化道出血。

1 过敏反应：已免疫的机体在再次接受相同物质的刺激时所发生的反应。反应的特点是发作迅速、反应强烈、消退较快。表现为胸闷、心悸、呼吸困难、瘙痒、皮疹等。

（4）此外，许多药物可抑制肝脏中的解酒物质发挥作用，使酒精的代谢中间产物乙醛在人体内蓄积，引起毒性反应。例如头孢菌素类、硝咪唑类等药物和酒精可能会产生双硫仑样反应，引起恶心、胸闷、心悸、呼吸困难，甚至休克、死亡。

176. 用餐对口服药物有哪些影响？

根据药物治疗目的与作用原理，在降低药物不良反应发生率、提高药物生物利用率等方面，口服药物与用餐之间有着密切的关系，一般分为餐前服用、餐后服用、与餐同服和空腹服药。

（1）餐前服用药物：为了减少食物对药物吸收的影响，以免影响药物的疗效，有些药物应该在餐前服用。如胃黏膜保护药应该在餐前服用，这样有利于药物附着在胃黏膜的表面，形成一层保护屏障，达到保护胃黏膜的作用；促进胃动力药物，如多潘立酮片（吗丁啉）也应该在餐前半小时服用，这样可使药效最强；此外，某些降糖药物和抗生素也建议餐前服用，以免影响药效。

（2）餐后服用药物：为了减少药物对胃肠道黏膜的刺激，应该尽量选择在餐后服用。如某些抗生素餐前服用容易对胃肠道造成刺激，可能会引起腹痛、恶心等，建议餐后半小时服用，可以避免发生胃肠道反应。非甾体抗炎药，如阿司匹林、布洛芬和双氯芬酸钠等药物餐后服用能在食物的保护下减少药物对胃肠黏膜的刺激；铁剂补充剂，如葡萄糖酸亚铁、琥珀酸亚铁等药物对胃肠道存在一定的刺激性，通常建议在餐后服用，可以减轻对胃肠道的刺激，还可以延长药物在胃肠道停留的时间，有助于促进吸收；同时还有苯妥英钠、螺内酯、氢氯噻嗪、维生素 B_{12} 等药物，也需餐后服用，可增加药物生物利用率。

（3）与餐同服药物：在吃第一口饭时同时服用，以增加药物疗效，减少不良反应。糖苷酶抑制剂，如阿卡波糖，因其主要功效是降低餐后血糖，因而与餐同服，效果较好。

（4）空腹服药：指餐前1小时或餐后2小时，为了避免食物干扰，使药物迅速进入小肠吸收，发挥作用。例如肠溶片药物在胃液中不崩解，只有到肠道才能被吸收，所以必须空腹服用。

因此，在服用药物前，一定要认真阅读说明书，以确保在正确的时间正确地服用药物。

177. 哪些药物应该早晨服用？

（1）一般来说，抗高血压药物应该选择在早晨服用，这是因为人的血压在9：00～11：00、16：00～18：00最高，为了控制血压高峰，建议清晨服用一天一次的降压药，也可以减少心血管事件发生的危险性。

（2）利尿药应该尽量选择在清晨服用，这样可避免夜间排尿次数过多，而影响夜间休息。

（3）抗抑郁药建议早晨吃，因为抑郁症有暮轻晨重的特点。

（4）糖皮质激素通常建议在早上服用，因为人体早上激素水平最高，此时服用会减少不良反应。

（5）雌激素类药物通常建议在早上服用，以减少晚间的不良反应，例如失眠和头痛。

（6）抗癫痫药物通常建议在早上服用，以确保药物的稳定水平在一整天内持续，以减少癫痫发作的可能性。

178. 哪些药物应该在睡前吃？

服用后可能导致患者嗜睡、困乏的一些常见药物，建议患者应该睡前吃，如抗过敏药物、某些感冒药物等；此外，哮喘多在凌晨发作，因此，平喘药应该在睡前吃；降血脂的药物也应该在睡前吃，因为肝脏合成胆固醇主要在夜间；镇静催眠药也应于睡前服用，以帮助尽快入眠。

179. 用哪种姿势服药最好？

吃药要讲究姿势，是为了更好地发挥疗效，避免药物不良反应。卧床患者最好采用坐式或将床头抬高45°；普通患者服药时，应至少饮用100ml温开水，并保持站立姿势1分半钟，使药物更快到达小肠，有利于药物的吸收，获得更好的疗效。但是需要注意的是含服硝酸甘油片时，尽量取半卧位或卧位，同时避免快速更换体位，因为硝酸甘油可以舒张血管、降低血压，其药效发挥较快，容易引起直立性低血压，引起晕厥或导致摔倒。

180. 用什么水服药最好？

我们都知道，服药不能用酒、果汁或茶水，因为它们当中含有的成分可能会与药物发生反应，降低药效甚至引起严重的过敏反应，危害身体健康。

（1）牛奶中含有较多的蛋白质和钙离子，钙离子可与四环素族、异烟肼生成络合物，不易被胃肠道吸收，减弱药物抗菌作用；钙离子可与磷酸盐类、硫酸盐类制剂生成溶解度较小的磷酸钙和硫酸钙沉淀，降低疗效。

（2）果汁中往往添加蔗糖、蜂蜜等甜味剂，糖能减慢胃内容物的排泄速度，延缓药物的吸收，减弱疗效。

（3）酒精会影响药物的作用。大多数药物进入人体后经肝脏代谢，而酒精的存在会干扰这一过程，酒精还会使其代谢产物无法正常排泄，从而造成肝、肾功能的损伤。许多药物可抑制肝脏中的解酒物质发挥作用，使酒精的代谢中间产物乙醛在体内蓄积，引起毒性反应。

（4）以温度较高的热水服药，容易导致部分药品遇热后发生物理或化学反应，进而影响疗效。因此，一般用温开水服用最好。

181. 口服药物有什么注意事项及建议？

（1）口服药物一般用温开水送服最好，不能用酒、奶制品、饮料、茶水或咖啡等送服。

（2）进餐及服药前、后饮少量温水润滑口咽和食管，以免药物或食物黏附在咽部或食管表面。吞咽片剂有困难时，根据药品情况决定能否研制成粉末，具体以说明书为准或咨询药师，如果可以，将药片研制成粉剂后以水冲服。

（3）服用胶囊类药物时水温不能太热，用温度较高的热水服药容易导致部分药物遇热后会发生物理或化学反应，进而影响疗效。

（4）一些药物服用后不宜饮水或进食，否则会影响药物疗效。例如糖浆剂可在口咽部黏膜表面形成一层保护膜，以便快速缓解呼吸道症状，服用时不宜立刻饮水。

（5）患者在服药期间要严格按照说明书或医嘱进行服药，不要随意加大（减少）用药剂量或缩短（延长）用药间隔。因为药物在人体内的代谢、分解、排泄主要是依靠肝脏、肾脏进行的，而加大服药剂量、缩短服药间隔必会加大肝脏、肾脏的负担，不但不会增加疗效，反而会为肝脏、肾脏带来严重损伤；而减少服药剂量、延长用药间隔会使药物疗效降低。

182. 口服药服用多长时间需要停用？

不同的药物，服用的时间也不尽相同。药物在体内达到一定的时间和浓度，才能起到治疗的效果，贸然中断药物，就会导致药物在体内刚要发挥作用就中断了。服药时间过长，会引起耐药性及成瘾性，也可导致药物在体内蓄积，危害身体健康。因此，服药时间的长短，需要向相关医护人员咨询，遵医嘱服药。

183. 口服多种药时，需要注意什么？

临床上很多人需要同时服几种药，建议平时服药种类多的人注意以下三点：①选用复方药。如果没有特殊禁忌，可选用复方药。②别擅自加药。慢性病药物多需要长期使用，服药种类相对固定。擅自增加用药种类，还可能造成两种药物共有的成分过量，引起不良反应。③保健品不能贪多。正规保健品能起到一定的辅助治疗效果，但也可能和药物发生相互作用，危害身体健康。总之，用药应严格遵医嘱，并注意观察自己是否出现严重皮疹、恶心、呕吐等症状，必要时就诊，在医生指导下调整用药方案。

184. 肿瘤患者平时口服多种药物，术前如何调整?

肿瘤患者老年人较多，常同时患有多种慢性疾病，平时需服药治疗。①如术前长期服用抗凝药，应在术前至少停药1周，避免术中、术后渗血；②术后若无出血风险，则一般术后2天可恢复用药；③高血压患者为避免术中血压波动，可在手术当天早晨用一小口水服药，这样有利于维持术中、术后的血压平稳，减少心血管并发症；④术前口服降糖药的糖尿病患者，术后通常通过皮下或静脉注射短效胰岛素来控制血糖。

185. 总是忘记服用口服药怎么办?

需要长期服药的人或多或少都出现过忘记自己是不是吃过药的情况，下面两种方法可供借鉴：①使用分药盒。需要长期服药的慢性病患者，可以使用分药盒，分药盒里面有7个格，分别为星期一、星期二……星期日，每格有3个小格，分别为早、中、晚，每个小格可盛放一次服药的剂量，记不清是否漏服药，看看这次小格里的药是否还在，就清楚了，无须烦恼。平时可以把它放在显眼的地方，外出时也可以放在兜里随身携带，以便督促自己按时服药。②制作用药台历。制作一个简易的用药台历，把药名、服药时间和次数都备注在上面，每吃完一次，就在相应的位置上打一个勾，这个台历最好是放在每天都能经过的地方，如床头柜、客厅茶几等处，以便时时提醒自己服药。

186. 胶囊为什么不能掰开服用？

用胶囊壳包装的药物，一般都是对食管和胃黏膜有刺激性的，或口感不好、易于挥发、在口腔中易被唾液分解，或易吸入气管的。另外，有些药物需要在肠内溶解吸收，胶囊可以保护药物不被胃酸破坏。这些药用胶囊壳包装，既保护了药物不被破坏，也保护了消化器官和呼吸道免受刺激，而去掉胶囊壳可能会造成药物流失、药物浪费、药效降低。

187. 漏服药物要怎么补救？

漏服药物时，千万不可在下次服药时加大剂量服用，以免引起血药浓度突然升高而引起药物中毒。因此，是否需要补服漏服的药物，需要根据具体情况而定。①一般来说，1天服1次的药物，当天记起应马上补服。②至于1天服2～3次的药物，漏服药物如果是在2次用药时间间隔一半以内，可以按量补服，下次再按原时间间隔服药；如果漏服药物时间超过用药时间间隔的一半以上，一般不需要再补服，下次按原时间间隔服药。③特殊药物须遵医嘱或药品说明书。

（一）抗肿瘤药

188. 治疗肿瘤的药物有哪些？

治疗肿瘤的药物有很多，根据作用机制的不同，大致可以分为细胞毒性类化疗药物、有明确作用靶点的靶向药物、通过激活人体免疫系统来杀死肿瘤细胞的免疫检查点抑制剂以及调节内分泌水平的药物等。

（1）细胞毒性类化疗药物常用的有环磷酰胺、紫杉醇、长春新碱等，这类药物在杀死肿瘤细胞的同时，也会对正常细胞产生一定程度的损伤，导致不良反应的发生。

（2）靶向药物可对肿瘤细胞上特有的标志（即靶点）进行识别，进而发挥抗肿瘤作用，相对于细胞毒性药物，具有一定的选择性，因此不良反应也相对较小。

（3）免疫检查点抑制剂通过激活人体的免疫功能来达到杀死肿瘤细胞的目的，激活增强的免疫功能可能会对人体其他部位产生免疫反应，从而发生各部位的免疫相关不良反应，这也是该类药物带来的一类特殊的不良反应。

（4）调节内分泌水平的药物是指调整或模拟体内激素水平以治疗肿瘤的方法，常用的有甲状腺激素替代治疗、抗雄激素药物以及乳腺癌的内分泌治疗等。

189. 不同厂家的化疗药该如何选择，差别有多大？

不同厂家生产的同一种药物，其发挥药效的主要成分是一样的，且都是经过国家药品监督管理局审批的正规药物，许多药物也都经过了一致性评价，理论上药物所起的作用也是一样的。但不同厂家的药品在辅料及生产工艺上会有些区别，其次价格也存在差异，尤其协议期内国家医保谈判药品或国家集中采购的药品，价格往往比较便宜，需要患者根据自己的经济状况或其他因素酌情选择。

190. 化疗常见的不良反应有哪些？

多数化疗药物在杀伤肿瘤细胞的同时，会对体内快速增殖的正常细胞造成"误伤"，如骨髓中的造血细胞、消化道的黏膜细胞、毛囊细胞等，从而表现出相应的不良反应。对造血细胞的"误伤"，会导致血液中白细胞、红细胞或血小板计数减少，就是我们所说的骨髓抑制；对黏膜细胞的"误伤"，会导致黏膜炎、黏膜溃疡；对毛囊细胞的"误伤"，会导致脱发。此外，多数化疗药物还具有消化道毒性、神经毒性[1]，表现为腹泻、恶心、呕吐、手脚麻木等症状。

191. 化疗后出现骨髓抑制，应该怎么办？

化疗后应定期测定血常规，监测相关血细胞数量，一旦出现骨髓

1 神经毒性：通常是指药物的副作用。是指药物或治疗（如放射治疗）除了正常的治病作用外，对人体神经系统所带来的损伤。

抑制，应及时就医，医生会根据监测结果进行相应处理。轻度的骨髓抑制可以密切观察或进行药物治疗，一般不影响治疗；严重的骨髓抑制很容易并发感染，应及时采取相应治疗措施，在相关指标恢复前可能需要暂停治疗。常见的可以升高白细胞数量的药物有人粒细胞刺激因子，升高血小板数量的药物有重组人血小板生成素、人白介素-11，此外，有些具有升高红细胞等血细胞作用的中药也可以用于骨髓抑制的辅助治疗。

192. 食疗（饮食调整）能替代药物用于化疗后骨髓抑制的治疗吗？

食物可以为机体提供营养，提高身体免疫力，化疗期间医生通常会建议患者注意饮食均衡，保证足够营养摄入。但食疗对于化疗后骨髓抑制的治疗效果究竟如何，目前尚无定论，因此当患者出现化疗相关骨髓抑制的不良反应时，在配合饮食调整的同时，应该及时就医，并根据医生的建议使用相应药物进行治疗，以免延误病情。

193. 口服升白细胞药物效果不明显，还需要继续服用吗？

化疗期间，患者可能会出现白细胞降低的情况，如果降低的不是很明显，医生通常会开具一些口服升白细胞药物让患者回家服用，以促进相关指标的恢复。但是，对于有些患者来说，口服升白细胞药物后，会出现效果不明显的情况，甚至白细胞计数仍有下降趋势，面临这种情况，可以及时与医生取得联系，听取医生的建议，不管是停止服用该药物还是更换治疗药物都应该在医生的指导下完成。

194. 化疗全部结束后，还需要继续服用“升血药物”吗?

接受化疗的患者，医生可能会根据其病情在化疗间歇开具一些预防或治疗血细胞减少的“升血药物”，这些药物可以在一定程度上预防或者降低化疗所导致的相关毒副作用及其严重程度。一般来说，化疗的毒副作用是伴随化疗产生的，如果化疗终止了，这些毒副作用也会消失。因此，在最后一个疗程的化疗结束后，大部分患者只需要遵照医嘱再服用1个月的药物，就可以不再服用药物了。如果有特殊的情况，请根据医嘱调整。

195. 化疗后出现白细胞减少，生活中应注意什么?

（1）白细胞减少的患者容易并发感染，应避免到人多、拥挤的公共场所，避免接触传染病患者，如需外出建议佩戴口罩。

（2）天冷注意保暖，避免感冒。居家期间注意开窗通风，保持室内空气新鲜，不过度劳累，适当运动，睡眠充分，注意个人卫生。

（3）食用新鲜食物，注意营养均衡，避免食用外卖食品或不洁食品，避免接触动物，尤其是动物的排泄物。

196. 化疗后出现血小板减少，生活中应注意什么?

（1）血小板减少的患者容易发生出血，生活中应减少剧烈活动，避免磕碰。

（2）饮食方面应当避免进食较硬的食物，以免划伤胃肠道，引起消化道出血。

（3）刷牙时使用软毛牙刷，选用电动剃须刀剃除胡须。

（4）避免做抓挠、剔牙、抠鼻等容易带来损伤的动作。

（5）观察大小便颜色，注意有无消化系统和泌尿系统出血，女性月经期注意月经量，如有异常及时就医。

（6）如果出现视物模糊、头痛、头晕、呕吐等症状，需要警惕颅内出血的可能。

197. 化疗后出现贫血，生活中应注意什么？

（1）患者出现贫血后，易出现头晕、乏力等情况，应多休息，在如厕或改变体位时，易发生跌倒，所以患者日常生活中宜有人陪伴，避免跌倒发生。

（2）当患者出现气短加重、面色苍白、头晕或意识丧失等情况时，应及时就医。

（3）一些抗肿瘤药物，例如甲氨蝶呤、培美曲塞可能会导致造血原料叶酸的不足，应注意及时补充。

（4）患者饮食应均衡，食物应多样化，宜进食高蛋白、高维生素、含铁丰富的食物。

198. 化疗后出现恶心、呕吐应如何应对？

恶心、呕吐是多数化疗药物常见的消化道不良反应，不同药物引起恶心、呕吐的概率和严重程度也不一样，个别患者对化疗药物特别敏感，也会导致恶心、呕吐，医生会根据患者所使用的治疗方案及患者自身情况，开具相应的止吐药物对症治疗。对于使用高致吐性化疗药物的患者，在化疗前就应预防性使用止吐药物，有时需要联合使用多种作用机制不同的止吐药物以加强预防效果。止吐药物的使用可以有效减轻患者的消化道反应，甚至避免恶心、呕吐的发生，现在已经很少有患者因为恶心、呕吐反应而不能坚持化疗了。有的时候即使使用了止吐药物，患者还是会出现恶心、呕吐，应及时告知主治医生，由医生评估是否需要加用止吐药物。

建议患者在化疗后的几小时内避免进食，吃饭时细嚼慢咽，少食多餐，不要一餐吃太多、太饱；喝水也应小口慢饮，避免一次大量饮水；餐后不要立即平卧，睡时应选择侧卧姿势，以免呕吐时误吸入气管。

199. 化疗后出现腹泻怎么办?

有些化疗药物，如伊立替康容易导致腹泻，患者在化疗期间，应观察大便次数是否有增多或是否出现稀便、水便等情况。如果出现腹泻，应根据严重程度及时给予止泻药物，同时加强营养，补充水、电解质等，还应控制入口食物的卫生，减少肠道感染的可能。严重腹泻可导致体内菌群失调，可使用活菌制剂调节改善肠道菌群；如果在腹泻同时出现发热、腹痛等情况应及时就医，如果出现肠道感染，应给予抗感染治疗。

200. 化疗后出现口腔溃疡怎么办?

化疗后可能出现口腔黏膜炎和口腔溃疡，这是化疗药物的不良反应，甲氨蝶呤等药物引起的最明显。出现口腔溃疡的患者保持口腔清洁很重要，刷牙时也要避免损伤口腔黏膜；应勤漱口，减少食物残渣的残留；还可以使用漱口水，有些漱口液可帮助溃疡愈合。严重的患者可能会出现溃疡部位的疼痛，疼痛严重的话应及时告知医生，可外用局部麻醉药物进行镇痛。

201. 化疗后出现手足麻木怎么办?

化疗后有的患者手指、脚趾会出现麻木、感觉异常、走路踩棉花感、针刺样疼痛等情况，这种现象通常是由于化疗药物的神经毒性所致。具有神经毒性的药物有长春新碱、长春花碱、紫杉醇、多西他赛、奥沙利铂等。目前还没有有效的药物可以预防化疗导致的神经毒性。

患者出现神经毒性症状后应在就诊时告知医生，由医生对患者进行评估，通常轻度的神经毒性是可以承受的。患者在生活中应注意四肢的保暖，避免穿着过紧的鞋子，避免反复揉搓手足，对疼痛部位的皮肤采用软垫加以保护，以免因感觉迟钝而受伤，也可以使用一些营养神经的药物。如果神经毒性比较严重，医生可能会考虑将导致神经毒性的药物减量或停止使用。

202. 什么是靶向药物？靶向药物主要有哪些?

靶向药，顾名思义，针对的是肿瘤细胞上特定的靶点。肿瘤细胞表面上的某些受体会通过一系列的信息传递促进肿瘤细胞的增殖，这种受体在正常细胞上也有，但数量比肿瘤细胞上的少很多。靶向药物可以针对性地作用于这种受体，从而抑制肿瘤细胞的增殖，起到抗肿瘤的作用。相对于化疗药物而言，这个作用过程对正常细胞的影响较小，因此不良反应也要小一些。但是许多靶向药物在使用时对疾病是否发生基因突变有要求，因此患者在使用该类药物之前，必须进行相应的基因检测。

靶向药物根据其分子量的大小，大致可以分为两类：一类是小分子激酶抑制剂，代表药物有伊马替尼、吉非替尼、索拉非尼、厄洛替尼等；另一类是大分子的单抗类抗体，代表药物有利妥昔单抗、贝伐珠单抗、曲妥珠单抗等。

203. 靶向药物主要有哪些不良反应?

靶向药物对肿瘤细胞的选择性高，不良反应小，但并不是没有不良反应，也有因出现严重不良反应而导致停药的情况。实际上，皮肤细胞、消化道上皮细胞等正常组织细胞表面也同样表达有相关药物作用的靶点，靶向药物在作用于肿瘤细胞的同时，也会对上述正常组织产生作用，从而导致不良反应的发生。靶向药物常见的不良反应为皮肤反应、腹泻、心脏毒性、出血、高血压等。通常轻微的不良反应可以耐受，随着时间的推移会慢慢减轻；严重的不良反应需要就医，医生会根据病情的严重程度进行分级，并建议相应的治疗措施。一般情况下，不良反应的发生与药物的疗效呈正相关。

204. 吞咽困难的患者，如何使用口服靶向抗肿瘤药物?

口服靶向抗肿瘤药物多为胶囊剂或片剂，在其生产制造过程中，有特殊的赋形工艺或微囊结构，贸然压碎或咀嚼服用可能会破坏靶向药的内部结构，影响药物的疗效。大多数靶向药均推荐整片随水吞服，不可咀嚼或压碎。

有些吞咽困难患者不能吞服药物时，可按照说明书用法用量条目中的相关描述，使用合适的液体（如水、苹果汁等）将药片、胶囊或胶囊内容物溶解后服下，再使用适量的液体冲洗并服下，以确保药物剂量准确并防止药物污染生活环境。说明书中没有被明确描述为可溶解的药物，建议咨询专业人员，确认是否可以溶解；说明书明确说明仅可吞服或不能溶解的药物，建议禁止溶解。如确有需要，在保证自己充分知情同意的前提下，与专业人员共同讨论，以达成具体解决方案。

205. 口服抗肿瘤靶向药是饭前服用好还是饭后服用好?

不同的药物服用方法不同，因为每种药物的理化性质不同，因而食物对药物吸收的影响也不一样，比如塞瑞替尼，说明书建议每次450mg，而且应该和食物一起服用。有研究发现，与食物一起服用时，仅需450mg人体能吸收的药物量就与空腹服用750mg时一样多，而且胃肠道毒性还小，可见食物对塞瑞替尼的影响很大。

另一个受食物影响较大的是厄洛替尼，厄洛替尼服用说明书建议饭前1小时或饭后2小时服用，也就是要避开食物。因为研究发现，如果厄洛替尼和食物一起服用，就会因增加药物吸收使得药物的毒性增强，因此推荐空腹服用。此外，还有一个药物阿法替尼，服用时也要避开食物，但其主要原因是食物阻碍了阿法替尼的吸收。

其他药物如吉非替尼、达可替尼、奥希替尼、阿美替尼和克唑替尼等因不受食物影响或影响较小，空腹服用或饭后服用均可。所以，建议服药之前先咨询药师，才能保证药物使用安全有效。

206. 服用抗肿瘤靶向药期间有什么忌口的食物？

食物中的成分有时候会影响口服药物的释放、吸收、代谢等，比如西柚或西柚汁，含有呋喃香豆素，这种物质可以抑制参与靶向药物代谢的CYP3A酶，从而降低了某些靶向药物如厄洛替尼、克唑替尼等在体内的代谢和排泄，增加它们的血浆浓度，进而增加药物的毒性；西柚或西柚汁还可能影响肠壁的CYP3A酶，进而影响塞瑞替尼的吸收，因此应避免食用西柚或西柚汁。

207. 居家口服抗肿瘤药物期间应注意什么？

随着肿瘤疾病的慢病化管理，越来越多的肿瘤患者居家口服抗肿瘤药物，包括口服化疗药物和口服靶向药物。与其他药物不同，抗肿瘤药物通常具有细胞毒性，它们通过影响细胞的生长和增殖来发挥作用，但这种毒性作用不仅针对恶性肿瘤细胞，对健康细胞也会产生影响。因此，患者在居家用药期间应格外注意：①要按照说明书的储存要求正确保存药物，避免受到极端温度、湿度的影响，最好保存在原包装内，使用专用药盒保存；②建议将药物放在儿童接触不到的地方，并远离食物和饮用水；③对于受潮、损坏、过期、未使用的药物，不要丢入垃圾桶或厕所，建议送回药房或医院处理；④尽量减少接触药物的人数，其他家庭成员在接触药物时建议戴上一次性手套，并在戴上手套前和摘下手套后都要洗手。如果不戴手套，建议将药物从包装直接倒入一次性药杯中让患者服用，避免直接接触药物。

208. 肿瘤患者药物治疗期间，居家同住人员注意事项有哪些？

肿瘤患者在接受化疗或长期口服抗肿瘤药物期间，进入体内的抗肿瘤药物在发挥抗肿瘤作用后，会有一定比例的药物以原型或活性代谢产物的形式由患者体内排出，排出途径也有多种，比如粪便、尿液、汗液等。建议患者及同住人员采取一定措施以避免抗肿瘤药物的暴露和污染：可以将患者的衣物和床单等与其他家人的物品分开清洗；另外，患者在上厕所后，冲水时可以盖上马桶盖，并进行两次冲水。患者排泄物可能被细胞毒性药物污染的时间与药物的种类有关，大多数细胞毒性药物可在7天内排出体外，但也应注意识别排泄时间延长的药物。

209. 免疫治疗是否指的就是使用免疫检查点抑制剂进行治疗？

不是。免疫治疗指的是通过增强机体的免疫功能来达到治疗疾病的目的，具体的治疗方法有很多，也适用于多种疾病的治疗。对于肿瘤治疗而言，免疫治疗是近年来研究的热点，其通过采用各种手段来提高患者自身免疫功能，从而达到对抗恶性肿瘤细胞、治疗肿瘤的目的。

肿瘤免疫治疗常用方法包括治疗性抗体、肿瘤疫苗、细胞治疗以及使用免疫检查点抑制剂等。其中免疫检查点抑制剂作为一类免疫治疗的药物是近年来研究进展较快、疗效确切的一种肿瘤免疫治疗方法。

210. 免疫检查点抑制剂与化疗药物和靶向药物有什么不同?

它们的作用机制有所不同。化疗药物和靶向治疗药物针对肿瘤细胞起作用，从而达到杀死肿瘤细胞、抑制肿瘤细胞生长的目的；而免疫检查点抑制剂针对的是机体的免疫系统，通过激活人体的免疫系统来杀灭肿瘤细胞。

免疫检查点可以理解为免疫系统的“刹车”，在生理状态下可以防止免疫系统对机体自身的“误伤”，但该机制也被肿瘤细胞利用，进而逃脱免疫系统的攻击。免疫检查点抑制剂可以有效解除免疫系统的这种“刹车”作用，使得免疫系统重新发挥其杀灭肿瘤细胞的作用，达到治疗肿瘤的效果。

因为免疫检查点抑制剂是通过增强机体对肿瘤细胞的免疫反应来达到治疗肿瘤的目的，所以，该类药物有更广谱的抗肿瘤活性。相对于化疗药物和靶向药物，其适应证也更为广泛，对多种肿瘤疾病有效。

211. 免疫检查点抑制剂有哪些?

作为肿瘤免疫治疗的代表药物。常用的免疫检查点抑制剂包括PD-1抑制剂（如帕博利珠单抗、纳武利尤单抗等）、PD-L1抑制剂（如阿替利珠单抗、度伐利尤单抗等）和CTLA-4抑制剂（如伊匹木单抗）。该类药物通过阻断免疫检查点，使得被抑制的免疫反应再度激活，从而对肿瘤细胞产生杀伤作用。免疫检查点抑制剂通常通过静脉注射途径给药，但也可能通过局部皮下注射给药。

212. 鼻咽癌的免疫治疗有用吗?

免疫治疗主要通过激活体内免疫机制来杀伤肿瘤细胞。单独使用免疫治疗时对于晚期的、体积大的鼻咽癌治疗效果有限，有效率为20%～30%，所以常把免疫治疗与放疗、化疗等方法联合应用，能增加抗肿瘤效果。目前研究已经证实PD-1单抗对于复发和转移性鼻咽癌有明确疗效，并一直在局部晚期患者中探索与放、化疗结合的方案，初步研究结果显示免疫治疗可以提高疗效。

213. 免疫治疗适合哪些鼻咽癌患者?

早中期鼻咽癌患者放疗或放化疗综合治疗疗效出色，一般不需要额外加入免疫治疗；对于晚期病变，可在放化疗基础上结合PD-1单抗的免疫治疗或者单独使用PD-1单抗以提高疗效。

214. 免疫治疗需要维持多长时间?

尚缺少肯定结论。目前部分研究表明免疫治疗维持1～2年与无限期免疫治疗总生存期相当，部分结果显示1～2年停止免疫治疗后可出现肿瘤复发进展，但无Ⅲ期临床研究结果。具体维持时间需要主治医生根据患者自身情况决定。

215. 免疫检查点抑制剂有哪些不良反应？

免疫检查点抑制剂通过提高机体的免疫反应来杀伤肿瘤细胞，但激活的免疫系统在攻击肿瘤细胞的同时，也可能会对自身组织细胞造成伤害，从而导致免疫相关不良反应的发生。免疫相关不良反应大多以炎症形式出现，且几乎可能发生在所有的器官上，其中以皮肤和消化道症状最为常见，也包括免疫性肺炎、免疫性肝炎、免疫性心肌炎、免疫性垂体炎、免疫性甲状腺炎等，常难以预测，需要在整个治疗期间进行监测。

（1）免疫相关性肺炎：患者可以出现胸闷、气短、呼吸困难的症状，严重的可以出现明显发绀和喘憋的症状，甚至需要入住ICU，通过呼吸机辅助呼吸。

（2）免疫性心肌炎：可以表现为胸闷、气短、心悸、乏力，甚至可以出现不能平卧等心力衰竭表现。

（3）免疫性肝脏损伤：表现为转氨酶增高或者黄疸。

（4）内分泌器官的损伤：表现为甲状腺功能的改变，可以出现甲亢，也可以出现甲状腺功能的低下；有的还可以伴有血糖波动，可以使血糖明显增高，常需要使用胰岛素进行处理。

（5）皮肤的不良反应：也是免疫治疗常见的不良反应，可以表现为皮疹，甚至可以出现大疱性皮肤病。

（6）消化道反应：常见为腹泻，一般比较轻微，需警惕结肠炎等并发症。

有些不良反应有可能非常严重，需要住院治疗，可能会需要使用激素类药物治疗，来减轻相关免疫反应。

由于免疫检查点抑制剂是抗体类药物，且大多数药物都是通过静脉滴注给药，因此输液反应也是较为常见的一类不良反应，大多出现在输注过程中或输注后1～2小时内，常见的表现为皮肤瘙痒、发热、头痛、头晕等。如果出现上述反应应立即告知医护人员。

216. 免疫检查点抑制剂的不良反应一般何时发生？

免疫检查点抑制剂的不良反应可以出现在治疗开始后的任何时间，即使停止治疗后半年内都有可能发生，因此，免疫相关不良反应的自我管理非常重要。大部分的免疫不良反应是轻微的，如果可以早期识别并及时处理，是不会造成严重损害的。

217. 免疫检查点抑制剂常见不良反应的预防及应对措施？

（1）皮肤不良反应：常见的症状表现为皮疹、皮肤瘙痒、水疱。治疗期间需要多注意皮肤的保护与护理，做好防晒措施，建议平时穿着质地柔软、宽松的衣服，防止摩擦使皮肤受损。对于皮肤瘙痒、红斑等轻微不良反应，可局部使用外用药物治疗，如果出现严重的皮肤反应，应及时就医。

（2）口腔黏膜不良反应：主要症状为口干、口腔溃疡等。治疗期间需保持口腔卫生，建议使用非刺激性牙膏刷牙，如出现口腔黏膜不良反应，可遵医嘱使用漱口水进行治疗，避免使用含酒精的漱口水。

（3）消化道不良反应：主要表现为腹泻、腹痛，有时会有便中带血的情况。建议腹泻期间做好自我照顾，注意保持肛周皮肤清洁，避免导致肛周皮肤破损，要及时补充水分，避免脱水。如果出现腹泻次数过多或大便带血的症状，建议及时就医。

（二）镇 痛 药

218. 镇痛药物包括哪些分类?

（1）第一类是非甾体抗炎药，常用的有阿司匹林、布洛芬、吲哚美辛、对乙酰氨基酚、保泰松、罗非昔布、塞来昔布等。这类药物镇痛作用比较弱，没有成瘾性，使用广泛、疗效确切，用于一般常见的疼痛，但如果使用不当，也会对人体健康造成损害。

（2）第二类是中枢性镇痛药，以曲马多为代表。此类药物是人工合成的中枢性镇痛药，属于第二类精神药品，为非麻醉性镇痛药。曲马多的镇痛作用比一般的解热镇痛药要强，但又不及麻醉性镇痛药，其镇痛效果是吗啡的十分之一，主要用于中等程度的各种急性疼痛及手术后疼痛等。

（3）第三类是麻醉性镇痛药，以吗啡、杜冷丁等阿片类药为代表。这类药物镇痛作用很强，但长期使用会成瘾。这类药物有严格的管理制度，不能随便使用，主要用于晚期癌症患者。除上述三类镇痛药外，还有其他一些镇痛药，如中药复方镇痛药等。

219. 镇痛药是否会“上瘾”？

人们经常将阿片类药物的耐受性、躯体依赖性等同于“成瘾性”。

实际上，世界卫生组织（WHO）已经不再使用“成瘾性”这一术语，替代的术语是“药物依赖性”。药物依赖性可能会造成生物机体上、精神上、社会上以及它们相互之间的一些不良后果。药物依赖性又分为躯体依赖性和精神依赖性两大类，躯体依赖性不等于“成瘾性”，而精神依赖性才是人们常说的“成瘾性”。长期用阿片类药物后对药物产生一定的躯体依赖性，突然中断用药时出现戒断症状，表现为焦虑、易激惹[1]、震颤、皮肤潮红、全身关节痛、出汗、卡他症状[2]、发热、恶心、呕吐、腹痛、腹泻等。对阿片类药物产生的躯体依赖性并不影响继续合理使用镇痛药，通过逐步减量可避免身体依赖的发生。

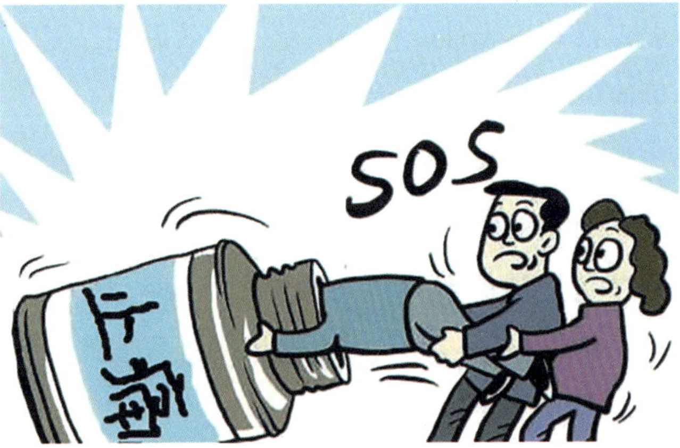

220. 镇痛药是否会产生“耐药性”？

镇痛药，尤其是阿片类药物会产生耐受性。主要临床表现为随着阿片类药物使用时间的延长，患者会对其镇痛作用与不良反应产生耐

1 易激惹：一种剧烈的情绪反应过渡状态，包括烦恼、急躁或愤怒。
2 卡他症状：源于英文“黏膜炎”一词的音译，包括咳嗽、流涕、打喷嚏、鼻塞等上呼吸道症状。

受，并且可能在一定程度上需要增加阿片类药物的用药剂量。

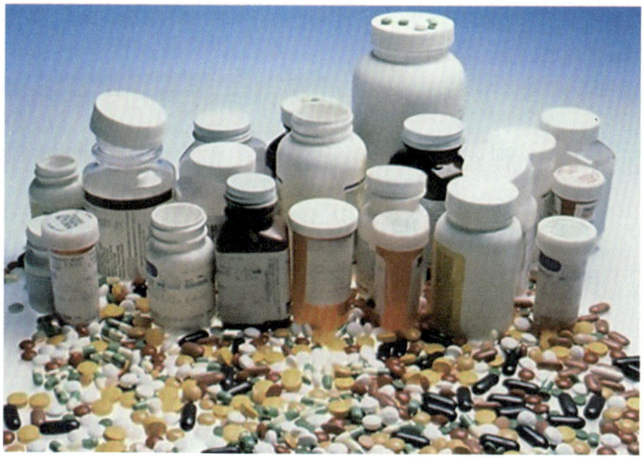

221. 为什么用了镇痛药还是会疼痛？

每个人对疼痛的耐受性不同，医生的给药会受到患者疼痛主诉的影响，患者又往往因害怕成瘾、不了解镇痛治疗而不按时服药，这就造成了服药的效果不尽如人意。镇痛药要遵医嘱按时服用，并按照正确的指导用药，如吗啡控释[1]片服用时不可切开或咬碎，芬太尼[2]贴剂普通型不可用剪刀剪开。切忌痛时服药、不痛不服的理念。了解药物的作用机制及不良反应，及时向医生反馈自己疼痛缓解程度，便于医生根据疼痛程度及时调整药物。

1 控释：控释制剂，是通过定时、定量、匀速地向外释放药物的一种剂型，它能使药物在血液中的浓度恒定，没有波动现象，从而更好地发挥疗效。

2 芬太尼：芬太尼族包括芬太尼、阿芬太尼、苏芬太尼和瑞芬太尼等药物。

222. 最疼的时候是否要用哌替啶？

杜冷丁通用名为“哌替啶”，是老百姓最熟知的镇痛药物。它的适应证为手术后疼痛、胆绞痛等急性疼痛，但因其长期使用会引起累积的神经毒性，故并非治疗癌痛的药物。对于癌痛患者，可使用的镇痛针剂有吗啡注射液、布桂嗪注射液，并且这些药只能在医院内使用。

223. 阿片类药物的不良反应有哪些？

恶心、呕吐、头晕、便秘是阿片类药物最常见的不良反应。恶心、呕吐多见于初次用药患者，多发生在用药初期，只要继续服用3～5天，这些反应就会减轻或消失。便秘是最持久的不良反应，会持续整个用药过程，且随着药量加大，便秘也会加重。所以用药期间应多喝水，多吃含纤维的食物。发生便秘应及时使用通便药物，如番泻叶、麻仁丸、乳果糖等。若出现嗜睡、谵妄、神志不清、呼吸困难等不良反应时应及时就医。

（三）退 热 药

224. 常用退热药有哪些？

常见的退热药有布洛芬、对乙酰氨基酚（又名扑热息痛）、尼美舒利、阿司匹林、柴胡注射液及退热肛栓等。

225. 什么情况下需要使用退热药物?

体温达到38.5℃以上时再用退热药，38.5℃以下的发热一般属于身体免疫功能可应对的安全范畴，不必吃退热药，此时可通过喝适量的温开水或口服补液盐，促进身体排汗或排尿以助降温。还可以同时采取物理降温方式，如使用低于体温的温水擦拭头颈和四肢。如果过早服用退热药，不仅会影响身体免疫功能、延长病程，还可能因退热掩盖了症状，加大原发病的诊断难度。

226. 服用退热药物有哪些注意要点?

服用退热药物以后，首先要观察体温的变化情况，大部分退热药物都是通过增加出汗而起到退热作用的。有一部分患者在服用退热药物以后出大汗，甚至虚脱、休克。大汗以后患者的血容量可能出现急剧下降，表现为出汗不止、心悸、口干、口渴、血压下降等症状，此时应该立即就医。很多人以为，退热药物就是治疗感冒的，一有感冒的症状出现就口服退热药，这是错误的。退热药物不能长期、大剂量地服用，否则可以引起肝肾功能损害、中性粒细胞减少、血小板减少，甚至可以导致再生障碍性贫血。因此，退热药物应该短期使用，最好别超过3天，并在医生指导下应用，以免引起严重的并发症。

227. 什么情况下不需要继续服用退热药物?

体温降到38.5℃以下时，机体的自身免疫保护机制得到恢复，就不需要继续服用退热药物了，可通过物理降温措施调节。此时停药还可减少药物对身体的损伤。

228. 服用退热药物可能出现哪些不良反应?

服用退热药物后可能有轻度的胃肠道不适，偶有皮疹和耳鸣、头痛、凝血功能受影响及转移酶升高等症状，也有可能引起胃肠道出血，进而加重溃疡。还有报道认为在脱水、血容量低和心输出量低的状态下偶见可逆的肾损伤，过量服用可能引起中枢神经系统抑制、癫痫发作等不良反应。

229. 服用退热药物是否有意义?

常规意义上的退热药只起降温作用，并不针对引起疾病的病原体进行杀灭和抑制。比如细菌性肺炎引起高热时，首先需要使用抗生素控制细菌，从而达到彻底消炎降温的效果；但如果仅使用退热药，体温只能暂时性降下来，过一会儿又会升上去，导致反复使用退热药。这种盲目降温还会导致患者因出汗太多而虚脱，反而不利于治疗。

（四）中　　药

230. 中药和西药能同时服用吗?

中药和西药之间有明确禁忌的，应避免联合使用；不存在配伍禁忌时，可以选择联合用药；当给药途径相同时，目前普遍认为中药和西药应间隔半小时至1小时使用最佳。

231. 哪些中药和西药应避免联合使用?

（1）联合用药降低药物疗效：贯叶连翘应该避免与阿帕替尼、阿比特龙、埃克替尼、依维莫司、安罗替尼、奥希替尼、瑞戈非尼、索拉非尼、舒尼替尼、奥拉帕利、哌柏西利等联合使用，这是因为贯叶连翘为CYP3A4强诱导剂，在使用经CYP3A4代谢的抗肿瘤药物时，同时使用贯叶连翘会使抗肿瘤药物的浓度降低，影响药物的治疗效果。

（2）联合用药产生或增加不良反应：藿香正气水以及中药药酒等含有酒精成分的药物与头孢哌酮等头孢菌素类、硝咪唑类、磺胺类等药物联合使用时会出现双硫仑样反应；石膏、牡蛎、珍珠、龙骨、蛤蚧等含钙较高的中药与地高辛等洋地黄类药物联合使用时会增强洋地黄类药物的毒性；含麻黄碱的药物，如小青龙颗粒、复方川贝精片等与强心类药物联合使用可能会导致心律失常等不良反应。

（3）重复用药：部分含有西药成分的中药复方制剂，如感冒药维C银翘片除了含有金银花、连翘、荆芥等中药成分还含有对乙酰氨基酚、氯苯那敏等西药成分；降压药珍菊降压片除了含有野菊花膏粉、珍珠层粉等中药成分还含有盐酸可乐定、氢氯噻嗪等西药成分；降糖药消渴丸除了含有葛根、地黄、黄芪等中药成分还含有格列本脲等西药成分。这些药物在与含相同成分的西药联合使用时，会导致重复用药，增加用药风险，用药前应咨询医生或药师。

232. 中药在鼻咽癌治疗中的作用如何？

在放疗过程中，中药主要起到“扶正”的作用，配合放疗使治疗顺利完成。放疗中及放疗后可考虑遵医嘱使用活血化瘀的中药以减轻放疗反应；靶向治疗中出现的皮疹，可在中医医生指导下使用中药洗剂对症治疗。

233. 放疗过程中，能吃抗癌中药吗？放疗后可以吃中药吗？

放疗过程中，不推荐使用抗癌中药，在放化疗期间服用抗癌中药，有可能导致白细胞计数下降、血小板计数下降，从而影响主要的治疗方式——放疗不能进行。所以，一般建议在放化疗期间，不要服用抗癌的中药；放疗结束后，可在正规中医院就诊，在中医医生的指导下合理使用中药。中药更多的优势体现在对全身的调理。

（五）鼻咽癌用药注意事项

234. 鼻咽癌能否用药物进行治疗？

一般来讲，鼻咽癌的病理特性以低分化癌为最多，其恶性程度较高，对放射线较敏感，因此鼻咽癌的首选治疗方法是放疗。对于没有远处转移的Ⅱ期鼻咽癌患者来说，在放疗的同时使用顺铂进行化疗，效果会更好。对于颈部区域淋巴结肿大者或有发生远处转移风险的患者，可先用顺铂联合其他药物进行诱导性化疗，再进行同期放化疗；部分患者治疗后有癌细胞残存，也可选择化疗作为辅助治疗。对于有远处转移或复发的患者，通常需要采用化疗和/或免疫治疗。

235. 鼻咽癌患者联合顺铂化疗的不良反应主要有哪些？

（1）消化道反应：主要表现为恶心、呕吐，可能伴随食欲缺乏和腹泻，停药后可恢复。

（2）肾毒性[1]：血生化[2]会有肌酐和尿素氮异常的情况，可出现微量血尿，用药期间需充分水化。

（3）耳毒性：可出现耳鸣、听力下降症状，多为可逆性，不需特

1 肾毒性：临床表现轻重不一，轻度时可为蛋白尿和管型尿，继而可发生氮质血症、肾功能减退，严重时可出现急性肾衰竭和尿毒症等。肾毒性可为一过性，也可为永久性损伤。可导致肾毒性的常见药物有某些抗菌药、抗肿瘤药、解热镇痛抗炎药、麻醉药、碘化物造影剂、碳酸锂等。

2 血生化：包括除血细胞外存在于血液中的各种离子、糖类、脂类、蛋白质以及各种酶、激素和机体的多种代谢产物的含量。

殊处理。

（4）周围神经毒性：多表现为上下肢感觉异常，可能会出现运动失调、肌痛等。

（5）骨髓抑制：白细胞和/或血小板计数减少，需要定期监测，必要时使用药物。

（6）过敏反应：可出现面部水肿、气喘、心悸、低血压、变态反应性发热等。

236. 治疗鼻咽癌的靶向药物有哪些？

对于表皮生长因子受体（EGFR）表达阳性的鼻咽癌患者，可使用尼妥珠单抗进行治疗，同类的西妥昔单抗也获批可用于治疗局部晚期头颈部鳞状细胞癌。

237. 西妥昔单抗的输液反应有什么？应怎样应对？

西妥昔单抗的输液反应非常常见，首次滴注期间和滴注结束后几小时都有可能发生，首次未发生输液反应的患者在后续使用该药物时也不应放松警惕。轻至中度的输液反应包括发热、寒战、头晕或者呼吸困难等，发生的原因不明，大部分反应本质上被认为是过敏反应。如果出现轻中度输液反应，应该减慢滴注速率，并在此后输液时采用调整后的速率，必要时可服用抗组胺药。若发生严重的输液反应立即停止滴注，由医护人员采取措施对症治疗，并停止西妥昔单抗的进一步治疗。因为输液反应有延迟发生的可能，所以患者滴注结束后仍应进行密切自我观察，如有症状出现立即联系医生。

238. 西妥昔单抗的皮肤毒性反应有什么表现？

西妥昔单抗最常见的不良反应就是皮肤毒性，80%以上的患者可能发生，主要表现是痤疮样皮疹，但该不良反应与良好的疗效之间有相关性。

皮肤毒性常见的其他临床表现有皮肤干燥、瘙痒、脱屑、皲裂、指甲异常、甲沟炎等，这些不良反应通常发生在治疗的前3周。严重的皮肤反应若首次出现，不需要调整治疗剂量，若第2次、第3次出现则必须中断治疗，等不良反应缓解后再以较低的剂量进行治疗，若第4次出现严重皮肤反应或停药后无法缓解则应终止本品治疗。一般终止治疗后皮肤症状都能自行消失。

239. 西妥昔单抗相关的皮肤症状如何应对？

（1）使用此类药物后，应避免日晒，宜使用防晒系数（SPF）>30的广谱防晒用品，并忌食辛辣、刺激性食物。

（2）保持身体清洁及皮肤湿润，勿接触碱性和刺激性强的洗漱用品，温水淋浴后涂抹温和的润肤霜、白凡士林、维生素E软膏、10%尿素软膏等，保持衣着宽松。

（3）皮肤瘙痒处理：可以用毛巾包裹冰块冷敷缓解皮肤瘙痒，并保持皮肤干爽、避免抓挠，若无法缓解以及影响睡眠，可根据一天内皮疹发生的时间选择相应抗组胺药口服。

（4）皮疹早期处理：金银花水湿敷或局部清洗。金银花500g加于2500ml水中煎煮成淡黄色药液，药液温凉后进行局部清洗、湿敷。

（5）局部脓疱、痤疮处理：保持局部清洁，可使用抗生素软膏局部涂抹，如红霉素软膏、四环素软膏。

（6）出现大范围痤疮，皮肤因抓挠破溃、化脓，需要口服抗生素进行治疗，及时联系医生开具对应药物。

240. 使用西妥昔单抗后如何预防甲沟炎，出现甲沟炎怎么办？

（1）西妥昔单抗引起的甲沟炎通常是迟发性的，在用药4～8周后出现，以大脚趾和大拇指最为常见。建议穿宽松、透气性好的鞋袜，避免手足部摩擦挤压。

（2）有趾甲倒刺（逆剥）者，用药过程中可能出现甲沟炎及局部增生反应，因此治疗期间需改变足部受力习惯，避免加重损伤。

（3）出现轻微红肿、热痛及压痛，以热水浸泡会减轻局部症状，以硫酸镁浸泡能促进肿胀部位的局部血液循环。

（4）出现甲沟旁肉芽肿样病损时，局部用碘伏消毒，也可以外用杀菌或抑菌的软膏，均可以起到预防感染、促进愈合作用。

（5）出现指甲脱色和皱褶等改变，可不做特殊处理，注意保持手部及足部的清洁卫生。

（6）治疗前1周开始用温水或食用盐＋水＋白萝卜片煮沸，待温后泡足，泡足后涂抹护肤品或保湿软膏，预防足部皮疹的发生；如有足癣则应积极治疗。

241. 怀孕及哺乳期妇女可否使用尼妥珠单抗？

尼妥珠单抗可以透过胎盘屏障，并对胎儿的发育产生影响，因此孕妇或没有采取避孕措施的妇女应慎重使用。本品属于一类抗体，研究显示该类抗体成分可以通过乳汁分泌，因此在使用本品治疗期间以及最后一次用药的60天内应停止哺乳，以免对婴儿产生影响。

242. 使用尼妥珠单抗后的常见不良反应及处理方法有哪些？

常见不良反应有以下几种。①发热：多出现在用药后的3天内，体温最高会升到39℃，一般无须特殊处理，采用冰敷等物理降温方法即可，必要时可使用药物降温；②寒战、畏寒：患者应注意保暖，进行对症处理；③血压下降：在输注药物期间应监测患者血压，输注速度不宜过快，时间控制在1小时以上，如患者出现头晕等低血压症状，可以使患者通过卧床等改变体位的方法来缓解；④恶心、呕吐：一般可以通过少食多餐来减轻相关症状，也可口服甲氧氯普胺、地塞米松等止吐药物进行治疗；⑤皮疹：一般可自行缓解，无须特殊处理。

243. 鼻腔滴药方法是什么？

（1）清理鼻腔分泌物后，松解领口，取仰卧位，肩下垫枕或头伸出床沿下垂。

（2）左手轻推鼻尖，以充分暴露鼻腔，右手持滴鼻药药瓶距鼻孔约2cm处，轻滴药液3～5滴。

（3）轻捏鼻翼，使药液均匀分布于鼻腔黏膜。保持原卧位约5分钟后，方可坐起或行患侧卧位，使药液能进入患侧的前鼻窦内。对于高血压及高龄患者，只能取肩下垫枕位。

244. 鼻咽癌免疫治疗药物有哪些？

对于PD-L1高表达的鼻咽癌患者，可使用PD-1/PD-L1抑制剂进行治疗，我国已获批的用于复发/转移性鼻咽癌治疗的免疫治疗药物有卡瑞利珠单抗、特瑞普利单抗、替雷利珠单抗，此外，纳武利尤单抗、帕博利珠单抗也已获批可用于PD-L1高表达的复发/转移性头颈部鳞癌的治疗。

四、功能康复篇

245. 鼻咽癌放疗后常见的后遗症有哪些?

目前放疗所采用的外照射的放射线必须穿过正常组织才能到达肿瘤细胞。放射线在治疗肿瘤的同时，也影响正常组织，引起一定程度的不良反应或后遗症，这是不可避免的，患者也不用过度担忧。鼻咽癌放疗常见的后遗症主要有口干、张口困难、颈部变硬、面部肿胀、放射性龋齿等，它们的发生与放射治疗剂量密切相关。采用调强放疗技术后，这些后遗症的发生率将明显下降。患者可以通过锻炼来预防张口困难、颈部变硬的发生或减轻其程度。

246. 为什么部分鼻咽癌患者放疗后出现张口受限?

（1）由于鼻咽癌放疗的颞颌关节位于照射野的高剂量区内，照射后颞颌关节及其周围组织可有渗出液、硬化的情况，颌间软组织出现纤维化，使得肌肉的伸展性降低，关节活动度受限制，造成张口受限。

（2）头面部蜂窝织炎和后磨牙区牙周炎可导致日后出现严重的张口困难和软组织纤维化。

（3）照射剂量对张口受限存在重要影响，剂量越高，张口困难发生率也上升。近来调强放疗技术的广泛应用，有望在给予肿瘤高剂量照射的同时，尽可能保护正常组织，以降低放疗后张口困难的发生率。

247. 张口受限有什么临床表现?

张口受限最初表现为张口时颞颌关节周围发紧、疼痛，如果继续发展则出现颞颌关节活动受限，张口门齿逐渐缩小，讲话口齿不清的症状，严重者甚至出现牙关紧闭、进食困难，进而导致营养不良。张口受限一般是放疗结束后才逐渐出现的，容易被患者忽视。一旦出现张口受限，治疗起来会很困难。

248. 鼻咽癌患者接受放疗后为什么要进行张口锻炼?

由于鼻咽癌组织位于头部的中央，放疗要控制肿瘤，射线就必须穿过周围的正常组织，这其中就包括控制张口的肌肉和关节。这些肌肉和关节受到一定放射剂量的射线照射后，会出现纤维化，使得肌肉伸展性降低、关节活动度受到限制，进而导致患者出现张口困难的情况，严重时会导致无法张口，不能进食，医学上叫牙关紧闭，严重影响患者进食和说话。

在治疗中和治疗后进行张口练习能够降低张口困难发生率和严重程度。所以，在现代调强放疗条件下，能够对张口肌肉和关节的照射剂量进行很好的限制，使张口困难发生率和严重程度下降。但有些患者不太在意，认识不到锻炼的必要性，因为在治疗的2个月左右的时间里，张口困难症状还不明显，张口的程度变化也不明显。但是，需要提醒患者的是，张口困难发生是长时间的，是一个渐变的过程，一旦发生，要恢复就不太可能了。所以，在治疗中和治疗后都需要坚持进行张口锻炼。

249. 如何进行张口功能锻炼?

经临床研究证实，张口锻炼可以有效降低鼻咽癌患者放疗后张口困难的发生率，并可以减轻其程度，是一种经济、实用且有效的锻炼方法。

张口锻炼方法如下：

（1）大幅度张口锻炼：将口腔逐渐张开到最大限度，保持5～8秒，然后闭合，张口幅度以可以忍受为准，每日数次。

（2）支撑锻炼：根据门齿距选择不同大小的软木塞或木质开口器（直径2.5～4.5cm），置于上、下门齿或双侧磨牙区交替支撑锻炼，每次10～20分钟，每日2～3次。保持或恢复理想开口度（＞3cm）。

（3）搓齿及咬合锻炼：活动颞颌关节，锻炼咀嚼肌，每日数次。

（4）鼓腮运动：鼓气至全口充盈气体后维持10秒放松，重复10次。

（5）弹舌运动：舌头左、右、上、下旋转打圈，共10次。

放疗期间即开始张口锻炼，并长期坚持，作为永久性功能锻炼。要达到理想的锻炼效果，首先要掌握正确的锻炼方法，长期自觉坚持练习，患者家属应积极配合起到提醒和督促作用。

250. 鼻咽癌放疗后患者为什么要做颈部锻炼，该如何做?

由于放射线会对颈部肌肉、皮下组织等产生影响，进行颈部放疗后，可能出现颈部纤维化、淋巴回流障碍等不良反应，颈部区域器官的功能也会受到影响，进而影响生活质量。加强颈部功能锻炼可以预防和减轻颈部放疗后遗症，提高患者生活质量。

肩颈运动方法如下：

（1）缓慢顺时针旋转头部4个八拍（图2）。

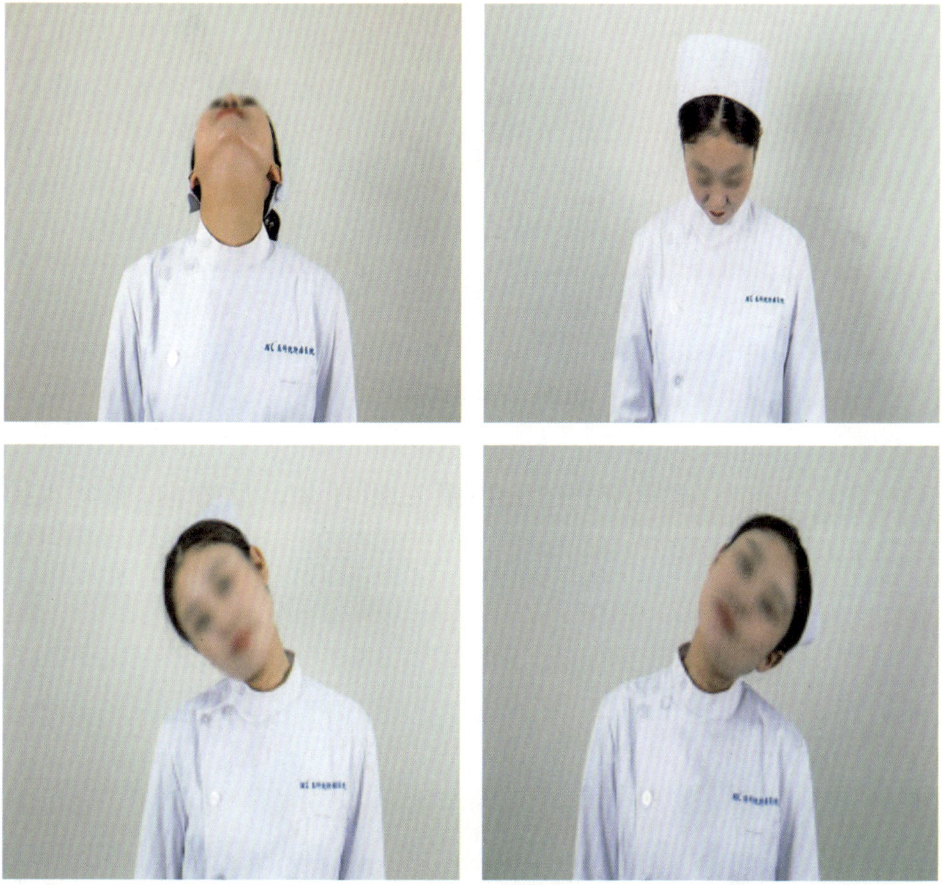

图2　肩颈锻炼操之一

（2）双手合十置于胸前，头部右转，手推向左侧，反方向，4个八拍（图3）。

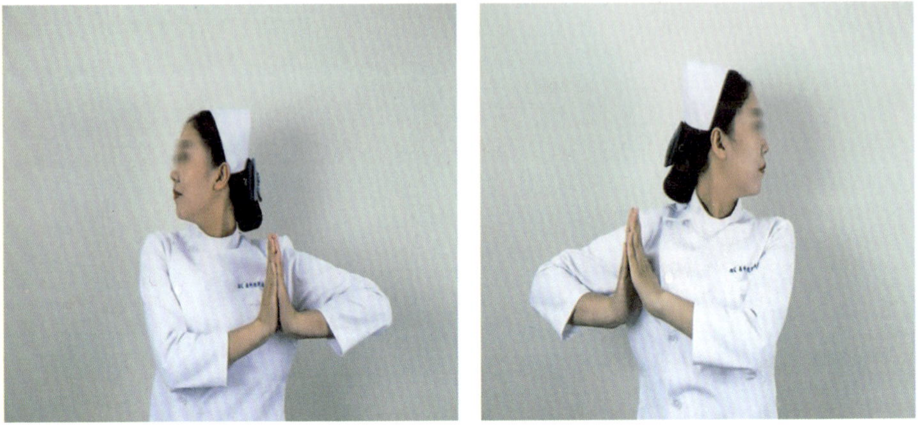

图3　肩颈锻炼操之二

（3）头向右偏，右手过头顶摸左侧耳朵，反方向，4个八拍（图4）。

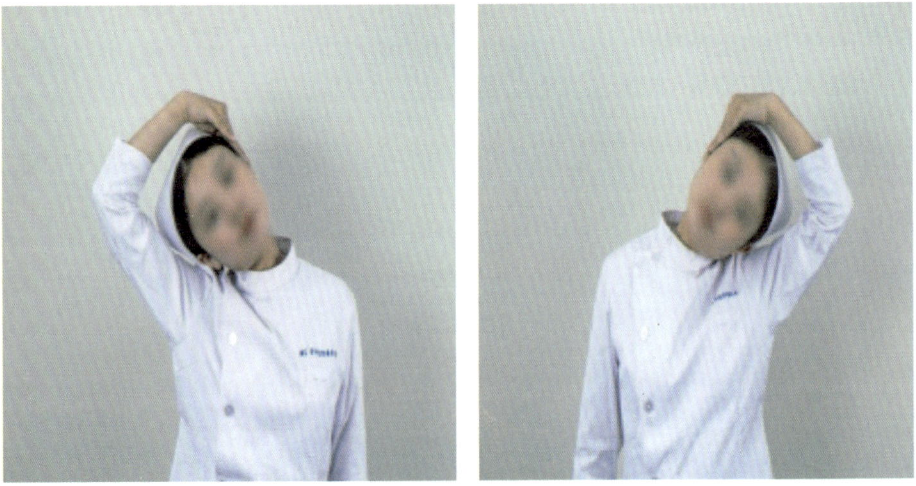

图4　肩颈锻炼操之三

（4）头向后仰看至天花板，缓慢低头，下巴紧贴前胸，回正，4个八拍（图5）。

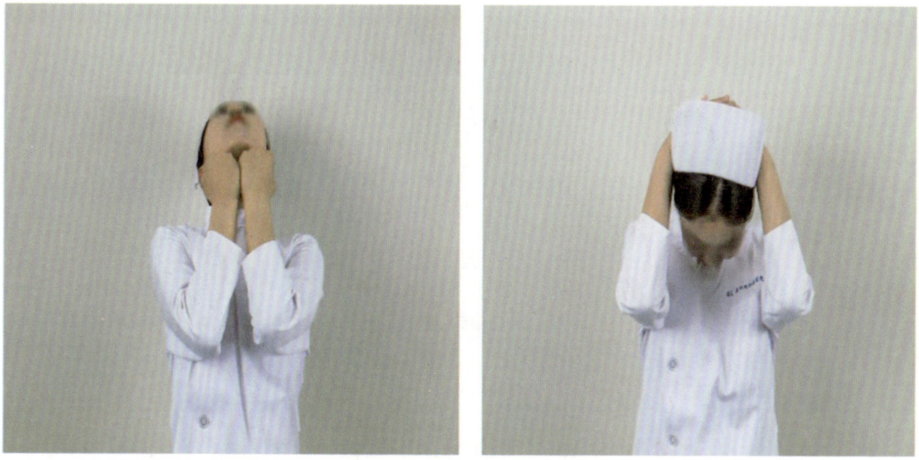

图5　肩颈锻炼操之四

（5）身体稍向前倾，右手伸直过头顶，左手置于身体斜后方，反方向，4个八拍（图6）。

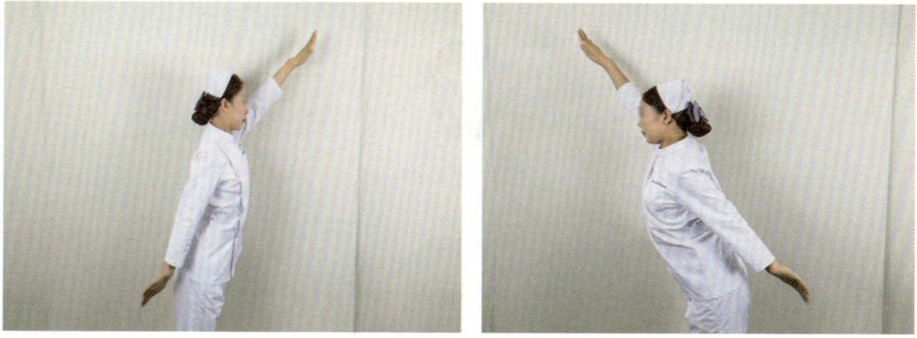

图6　肩颈锻炼操之五

（6）双手交叉置于胸前，保持肩部不动，头慢慢向前伸，4个八拍（图7）。

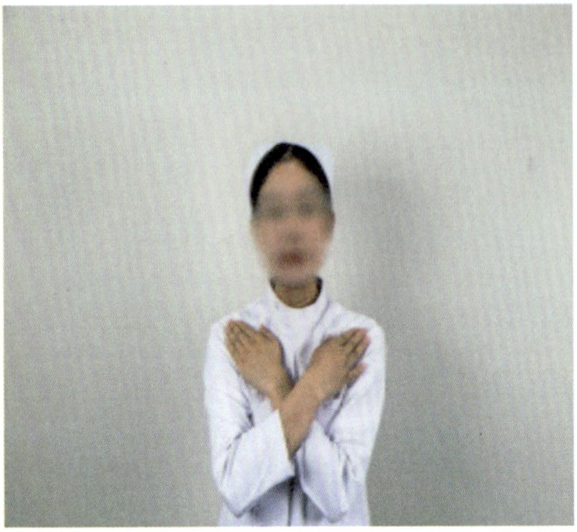

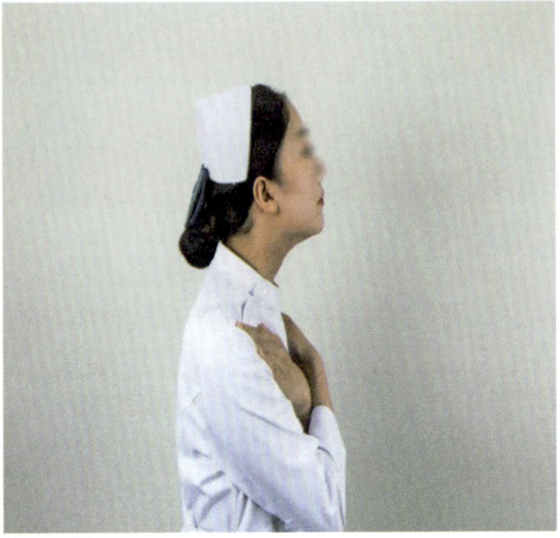

图7 肩颈锻炼操之六

（7）手掌放于耳朵前侧颞颌关节部位，顺时针与逆时针交替按摩，4个八拍（图8）。

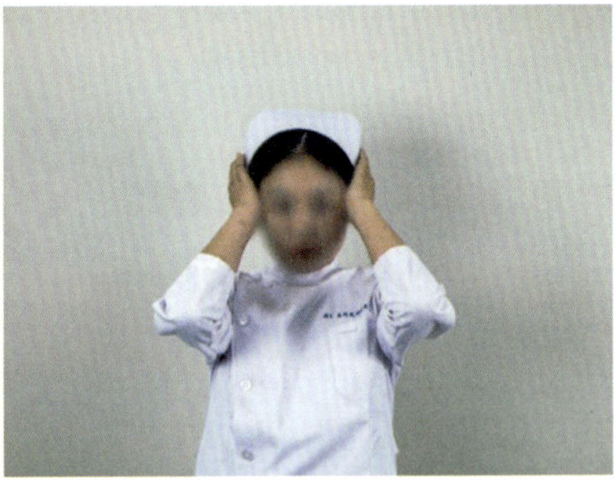

图8 肩颈锻炼操之七

五、日常生活与复查篇

251. 为什么要进行鼻咽冲洗？

鼻咽冲洗不是常规必须做的，对于鼻咽分泌物多或有大量坏死物干痂形成的患者，可以在医护人员指导下进行鼻咽冲洗。鼻咽冲洗可以清除鼻腔鼻咽坏死物及鼻腔分泌物，保持鼻咽腔清洁、湿润、舒适。但不是所有患者都适合进行冲洗，一定要听从医生的建议。鼻咽冲洗装置见图9。

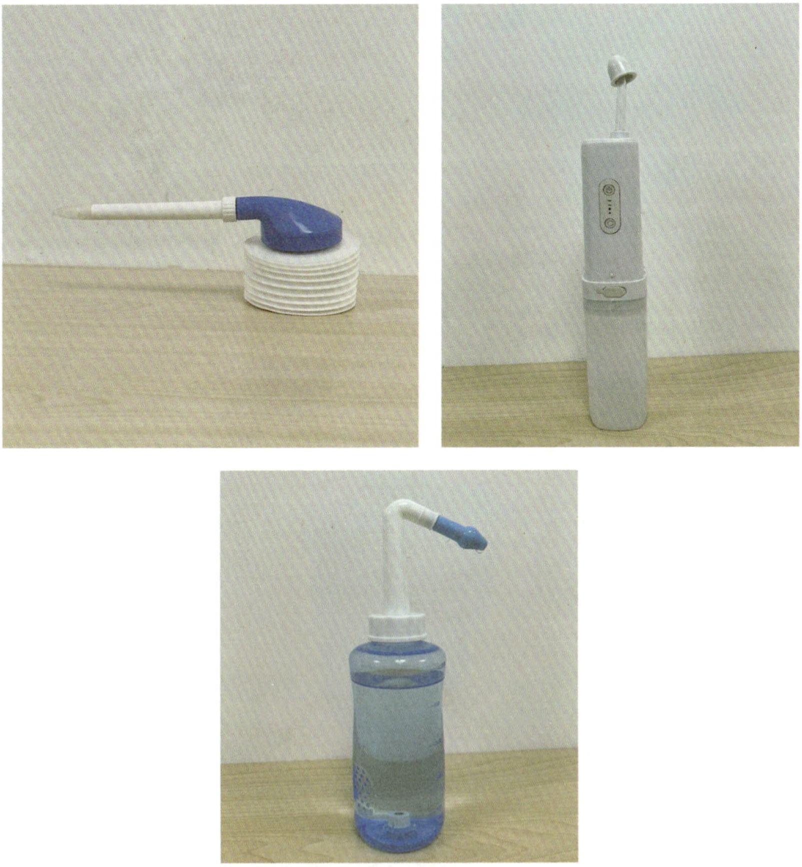

图9　鼻咽冲洗装置

252. 鼻咽冲洗怎么进行?

首先，是否需要进行鼻咽冲洗，应听从医生的建议，还要掌握正确的冲洗方法。鼻咽冲洗方法如下。

（1）准备500ml生理盐水或自行配制淡盐水（温开水加少许食盐），温度40℃左右接近体温即可，或调节为适合自己的水温。

（2）患者取坐位，身体向前倾，头偏向一侧，被冲洗的鼻腔在上方，将冲洗鼻头放入上方一侧鼻孔，控制流速放水冲洗，使冲洗液缓慢流入鼻腔，并从对侧鼻孔及口腔流出。

（3）冲洗期间患者要放松，不要讲话，张口呼吸，如果出现出血、呛咳和呼吸困难时，需立即停止冲洗。

（4）先冲洗较通气的一侧鼻孔，然后同法冲洗对侧，每日2次，冲洗最佳时间点为放疗前、放疗后。

（5）不要咽下冲洗液，冲洗完毕后用清水漱口。

253. 鼻咽冲洗时需要注意什么?

在进行鼻咽冲洗时，提醒您注意以下几点。

（1）冲洗时掌握水流速度，不要使水流过猛或水压太大，以免诱发或加重中耳炎。

（2）冲洗期间患者不要讲话，尽量放松，张口呼吸；不要憋气，防止误吸。

（3）冲洗液温度在40℃左右比较合适，水温过低冲洗后可引起患者头痛等不适。夏季和春秋季节室内常温也可以，冬季如果室内温度较低，注意做升温处理。

254. 哪些患者不适合进行鼻咽冲洗？

是否需要进行鼻咽冲洗，一定要听从医生的意见。有鼻腔出血或有出血倾向的患者、中耳炎患者不适合进行鼻腔冲洗。

255. 常用的鼻咽冲洗液有哪些？

临床上比较常用的鼻腔冲洗液有：①温盐水；②5%碳酸氢钠；③0.5%过氧化氢，鼻腔分泌物多、黏稠时使用。冲洗后可以用氯霉素眼药水或糜蛋白酶滴鼻腔。

256. 鼻咽癌患者为什么要做雾化吸入？

超声波雾化器原理是应用超声波声能，把药液转换成细微的气雾，使其随吸气运动进入呼吸道。雾化的特点是雾滴小且均匀，温度接近体温，药液随深而慢的吸气运动，被带到终末支气管及肺泡。

鼻咽癌放疗患者雾化吸入目的包括：①湿润口腔、鼻腔和呼吸道，缓解口腔干燥症状，减少刺激；②炎症治疗；③稀释痰液，促进排痰。

常用雾化药液包括：①蒸馏水（纯净水）30～50ml雾化可以湿润气道，减少刺激；②可以根据患者具体情况用药，如生理盐水＋庆大霉素＋糜蛋白酶，需要时可加地塞米松，每次用量为30～50ml。

257. 雾化吸入有什么注意事项？

（1）头颈部放疗患者做雾化吸入时最好使用面罩，将鼻和口包在面罩内，张口呼吸，增加湿化面积。螺旋管适合于气管切开患者使用。

（2）每次雾化时间在15～20分钟为宜，时间过长因过度湿化可以引起肺水肿及破坏肺表面活性物质。

（3）痰液稀释后及时咳出。

258. 皮肤和黏膜反应在放疗结束后还会持续多久？

头颈部肿瘤的放疗照射部位涉及皮肤和黏膜，放疗期间及放疗后患者通常会出现皮肤反应和口腔/食管黏膜反应，在治疗结束时可能是比较严重的时期，放疗结束后还会持续一段时间。

（1）黏膜溃疡的范围和深度。放疗结束时如果黏膜溃疡范围较大，疼痛比较明显，如果医生告诉您属于Ⅲ度黏膜反应，持续的时间会在2周以上。

（2）是否同时合并化疗。现在局部晚期鼻咽癌放疗时大多合并同期化疗，同期化疗的第3疗程通常在治疗的最后3天才完成，治疗结束时其对黏膜的损伤还尚未完全体现出来。另外，放疗同期合并化疗患者的黏膜反应程度比单纯放疗患者重。所以，同期放化疗患者在治疗结束时可能最严重的黏膜反应还未表现出来，在治疗结束后2周仍然是比较严重的时期，一般需要1个月甚至更长的时间才能好转，在这段时间内仍需要按照治疗期间的标准护理口腔黏膜和皮肤。

259. 放疗结束后照射区域内皮肤还要保护吗?

放疗引起的皮肤色素沉着不需要做特殊处理，但是，放疗结束后照射区域内的皮肤还是要进行保护的。放疗所引起的皮肤损伤，在放疗结束后会逐渐恢复，但是需要时间；恢复时间的长短根据您病变的情况、对医嘱的依从性等而不同，并且个体差异也较大。一般情况下，在局部皮肤的颜色恢复正常前，都应该注意保护。

260. 放疗的晚期损伤有哪些?

放疗能够杀死肿瘤细胞，能够治愈某些癌症，但放射线必须穿过正常组织才能到达肿瘤细胞；很显然，放射线肯定会同时损伤正常组织，产生一定的后遗症或不良反应。头颈部放疗常见的后遗症主要有口干、张口困难、颈部变硬、面部肿胀、放射性龋齿等，这些状况比较常见，它们的发生与放射治疗剂量密切相关。在现代放疗条件下，这些后遗症的发生概率都明显下降。张口困难、颈部变硬的症状能够通过锻炼使其不发生或程度减轻。当然，有些晚期患者，由于肿瘤组织与重要器官关系密切，当达到控制肿瘤的放射剂量时，有些重要器官可能遭受一定损伤，如视力受影响、脑组织损伤、记忆力下降，脑干和脊髓也可能出现损伤而导致比较严重的后遗症。当存在这些情况时，医生会与患者交流，告知其可能出现的后遗症，在控制肿瘤和减轻后遗症两个方面都作充分的考虑，选择合适的治疗方案，达到最好的治疗结果。

261. 放疗后怎么复查?

鼻咽癌放疗后容易出现肿瘤复发或转移，大部分都发生在治疗后前3年，如果及时发现问题，患者仍有机会治愈。所以建议放疗后第一次复查是在结束治疗后1个月，如复查结果显示肿瘤消退满意并且未发现其他器官转移，在治疗结束后的第1～2年：每3个月复查1次；第3～5年：每6个月复查1次；5年以后每年复查1次。如果条件允许，复查要伴随终身。

262. 怎样护理牙齿?

放疗前由口腔科医生进行检查，拔除龋齿和残根，去除引发颌骨炎症的隐患，放疗期间及放疗后注意保持口腔清洁。进食后一定要漱口，清除口腔内食物残渣；坚持认真刷牙，建议使用含氟牙膏、软毛小牙刷，避免坚硬食物损伤牙齿、牙龈及口腔黏膜，如果出现牙周病应及时就诊，需要拔牙时要告知口腔科医生您有放射治疗病史。

263. 放疗后出现坏牙，可以拔掉吗?

放疗后唾液腺分泌唾液功能减弱，唾液量分泌减少；口腔内pH下降，利于细菌繁殖，进而导致口腔感染；放射线对牙槽骨及其供血血管产生损伤。以上这些因素均可导致放射性龋齿发生。如果治疗前口腔处理做得好，放疗期间保持口腔的清洁，营养支持跟得上，那么放疗后出现口腔感染或发生龋齿的概率就明显降低。放疗后一旦出现坏牙，一定要到正规医院口腔科就诊，向牙科医生告知既往放射治疗病史，医生会根据您的情况，谨慎、分批拔掉患齿。拔牙前应进行3～7天常规抗炎，拔牙过程中注意无菌操作，拔牙后配合抗感染治疗和漱口水的使用。

264. 鼻咽癌患者放疗后出现什么症状应立即复查？

治疗后已经消失的症状重新出现，如重新出现经常性涕中带血、耳鸣。出现视物重影、视力下降、面部麻木等症状。具体如下：①进行性加重的骨骼疼痛或上下肢活动肌力下降；②上腹痛、肝区不适；③无诱因持续发热、咳嗽、痰中带血、呼吸困难。

出现以上症状，建议尽快到医院就诊，通过进一步检查，明确有无肿瘤局部复发或肝脏、肺部、骨等远处转移，及时给予进一步治疗。

265. 鼻咽癌患者放疗后家居护理注意哪些问题？

（1）保护放射区域内的皮肤：禁用刺激性皮肤清洁剂，尽量避免暴晒；避免抓挠、热敷等物理刺激，皮肤有破损请及时就诊，防止感染。

（2）保持口腔卫生：进食后要漱口；每日最少刷牙2～3次，并使用含氟、钙牙膏；每年最好洁齿1～2次；3年之内最好不拔牙，如必须拔牙，应向牙科医生说明放疗史，并在拔牙前后各使用3～5天抗生素；有口腔感染时，需及时就诊。

（3）注意鼻腔鼻咽腔护理：保持鼻腔和鼻咽腔清洁（可用眼药水

局部抗炎、定期使用鼻咽冲洗器冲洗鼻咽腔）、湿润（干燥季节可使用加湿器，必要时可在医生指导下使用薄荷滴鼻剂等滋润剂）。保持房间空气湿润，经常通风，避免感冒及中耳炎。

（4）坚持功能锻炼：张口训练。可在医生指导下，通过持续性张口锻炼，减轻放疗后部分患者张口困难的症状。颈部运动、点头及摇头锻炼，幅度不宜过大。以上功能锻炼需持之以恒。

（5）均衡饮食：遵循高蛋白、高纤维素、高维生素、低脂肪的均衡健康的饮食原则，饮食无特殊禁忌。建议戒烟戒酒。

（6）注意工作生活合理安排：如果病情稳定，可在休息一段时间后进行正常工作，但注意不能过于劳累；可做适宜、适量的运动，体育锻炼强度不宜过大；正常的性生活不会对疾病造成不利的影响；避免熬夜等不良习惯，保持良好的心情和体力。

（7）定期复查：2年内每3个月复查1次，3～5年内每半年复查1次，5年以后每年复查1次。如有需要，可随时就诊。注意自查：放疗急性反应过去后，可自查是否有颈部肿块，是否有骨固定点压痛（呈进行性加重），如果有异常表现，建议及时就诊。

266. 如何消除鼻咽癌患者的恐惧心理？

鼻咽癌患者多有不同程度的恐惧心理，顾虑重重，常失去治疗信心、悲观失望，甚至有自杀意念。这些不良情绪对机体免疫功能有抑制作用，使病情恶化。因此，家属和医护人员都应具备高度的同情心和责任感，尊重患者、热切关怀患者，与患者建立良好的关系，尽力消除不良刺激，并且相互间要紧密配合，满足患者情感上的需要。向患者不断强调“得了癌症并不等于死亡”的观念，大部分早期癌都是可以治愈的，中晚期癌症也有很多有效的临床治疗方法，许多癌症患者可以带瘤生存。另外，当今科学迅速发展，新的治疗方法、治疗药物都陆续被应用到临床，不断为治愈癌症带来好的效果和希望。所以癌症患者积极的治疗态度和坚定不移的信念对战胜癌症、提高治疗效果会产生积极的影响。

267. 如何解除鼻咽癌患者的思想负担?

早期初治的患者，通常比较容易调整好自己的心态，坦然接受并面对治疗。对于晚期以及复发进展的患者，一般情况下，在征得家属同意的前提下，不应让患者知道确切的病情发展，以免打击或影响进一步的治疗，医护人员对患者的解释务求一致，要善于引导，给予其精神上的支持。家属和医护人员相互间要紧密配合，帮助患者树立并坚定战胜病魔的信心。

268. 得了鼻咽癌，“患者”该怎么办啊?

（1）确诊为鼻咽癌后，应该让自己尽快冷静下来，放下手中所有的工作，勇敢地面对现实、接受挑战，把肿瘤当成人生中的一个挑战。良好的心态是取得良好治疗效果的保证。有调查研究显示：心态好的患者治疗效果比焦虑、紧张的患者疗效更好。所以，保持良好的心态，勇敢地面对，不畏惧肿瘤，相信鼻咽癌能够治好。

（2）及时正确就医：患有肿瘤，最好到肿瘤专科医院就诊和治疗，肿瘤专科医院分工比较细致，专业方向明确，治疗技术和水平相对较高。鼻咽癌以放射治疗为主，放射治疗设备一般在大型的医院才完备。除特别晚期的患者可能没有机会做放疗外，其他患者均需要接受放射治疗。

（3）给家人树立榜样：有些患者是家里的顶梁柱，他们的孩子正处于成长过程中，患了肿瘤，对整个家庭都会有影响。正因为无法回避，所以敢于直面，勇敢接受挑战，在孩子面前树立开朗、积极、向上、勇于克服困难的人生态度，也不失为这场灾难带来的积极因素。

269. 为什么得这个病的偏偏是“我”？

当患者得知自己患恶性肿瘤后，第一阶段的心理反应是震惊和否认，患者可表现出茫然、焦虑、恐惧、否认和拒绝医生的诊断；第二阶段是愤慨，感到疾病落到自己头上十分不公平，此时对人际关系充满敌意；第三阶段是乱求医，此时患者愿意接受任何治疗，常常对治疗抱有幻想，千方百计渴望延长生命；第四阶段是抑郁，甚至出现自杀倾向；第五阶段是接受患病事实，等待死亡。上述阶段并不是每个患者都会经历的。医护人员和家属要密切配合，更全面地为患者提供知识和各种信息支持，特别是正面案例、乐观数据的支持，鼓励患者充满正能量以积极的姿态与家属共同应对疾病挑战，树立战胜病魔的信念，相信自己能够成为抗癌明星。

270. 是否应该将鼻咽癌病情告诉患者本人？

肿瘤诊断结果对患者而言是沉重的心理打击。随后，有关肿瘤的预后问题，包括是否会产生疼痛、是否会因手术造成形体的损害、是否会威胁生命等，都会成为患者关注的中心，也不可避免使其产生一系列情绪反应，并影响机体的免疫力。

如何为患者提供真实的信息，并防止患者出现强烈的心理反应是很重要的。医护人员应在了解患者的实际心理条件如承受能力的基础上，在其亲人同意的前提下，有计划地、逐步地告知患者其病情及相应的各种真实信息。同时要始终注意保护患者的期望和信念，对治疗有积极的效果。医学将在很大程度上帮助患者，有条件时还可向患者介绍某同类患者最终如何康复的过程。即医生应将诊断、治疗和康复的希望一起带给患者，并帮助患者逐渐适应患者角色。

271. 家属选择向鼻咽癌患者“保密”是最佳选择吗？

有时，由于“保密”会使医护人员有意无意地在心理上与患者保持距离，而患者对医护人员的任何情态包括语气、表情、态度等都非常敏感，结果导致很少能真正达到保密的目的。一旦患者通过其他各种信息渠道领悟到部分真相后，反而会产生严重的被抛弃感和被蒙骗感。至此，患者的孤独、抑郁、绝望等情绪反应就会特别严重。

272. 亲人得了鼻咽癌，家属该怎么办？

当您的亲人患病了，作为他的至亲，一定会很着急，也会茫然失措，有时候甚至会想宁愿患病的是您自己，也不愿亲人得病。这种心态随处可见，这也正是人间亲情和人性光辉所在。作为患者的亲属，我们应该如何调整好自己的心态，更好地配合医护人员为患者创造最佳的治疗环境和氛围呢？

（1）带患者去正确的地方诊治。现代信息发达，人员交流广泛，可以通过很多途径获得正确的治疗，千万要到正规的医院就诊，不要相信“小广告”等。

（2）帮助患者树立战胜疾病的信心。目前鼻咽癌治疗效果良好，放射治疗技术先进，治疗引起的不良反应小，治疗后生活质量高，有时候就和健康人一样。家属需鼓励患者勇敢面对困难，树立积极开朗的心态。

（3）构建温馨的家庭氛围，让患者充分感受到亲情的温暖。在他最需要关心的时候，家属总是能够出现在他身边，给他关怀、鼓励。

（4）保证患者的营养供应良好。鼻咽癌治疗时间长，治疗过程中会出现黏膜炎、口腔疼痛的症状，影响进食，放化疗还可以使患者食欲减退，导致营养供应不足。营养供应不足，引起体重下降，导致治疗位置发生改变，最终会影响放射治疗的疗效。因此，治疗过程中，保证患者的营养非常重要，作为家属和亲人，要想方设法地为患者提供其喜爱的食物，以及高蛋白、易消化、易吸收的食物[1]，并督促和鼓励患者进食。有胃造瘘管的患者，家属要每日多次经胃管提供食物，学会护理胃造瘘管，以免出现胃造瘘管脱出和堵塞的情况。

273. 鼻咽癌会传染给家里人或身边人吗?

鼻咽癌本身是不具有传染性的，不必担心患病后会传染给身边密切接触的人或配偶、子女等。而EB病毒的感染的确与鼻咽癌的发生和转归密切相关，但此病毒为95%的成人所携带，普遍存在于人群中，因此，我们认为鼻咽癌是一种慢性病，本身是不具有传染性的。

1 高蛋白、易消化、易吸收的食物：主要包括巧克力、酸奶、蛋白粉、豆腐、鱼肉等食物。

但是鼻咽癌可能与基因遗传有关，其子女患病概率可能高于一般人。

274. 患鼻咽癌影响结婚吗？

对于每一位患有鼻咽癌的中、青年患者来说，婚姻是一个必须要面对的十分重要且现实的问题。和谐的家庭、伴侣和亲人的支持对患者战胜疾病有着不可忽视的影响。但是无论是男性患者还是女性患者，一旦被确诊为恶性肿瘤，且没有被彻底地治愈，从疾病治疗角度出发，建议治疗期间最好不要考虑结婚的问题。因为鼻咽癌放化疗期间，需要患者在体力、精力上保持较好状态以迎接高强度的治疗，在此期间应集中精力，积极治疗疾病，而结婚烦琐的准备工作势必影响患者的休息及体力的恢复，待治疗结束、病情稳定后再考虑结婚的问题。建议在婚前向对方讲明自己所患的疾病，这样有利于今后家庭生活的美满和和谐，也有益于患者今后的进一步康复。

275. 患鼻咽癌影响生育吗？

首先治疗期间，男女患者建议避孕，若是在妊娠期间发现得了癌症，一般应进行人工流产或引产以终止妊娠，并进行肿瘤治疗，因为治疗肿瘤的放化疗过程会对胚胎及生殖细胞产生一定程度的致畸性。放化疗结束后3～5年，需定期复查，若身体恢复良好，无肿瘤复发迹象，可在生育专家指导下考虑生育问题。

276. 鼻咽癌患者如何能尽快回归家庭和社会?

在经过一段时间的治疗后，疾病或是治愈或是进入稳定的状态，患者应该试着敞开心扉，首先从与伴侣、亲人、朋友倾心交谈开始，对亲朋好友说出心中的希望与恐惧，这种沟通能够获得理解与支持，有助于尽快回归到家庭和爱的怀抱。其次，患者应该主动走进社会，可以参加一些团体活动，如病友俱乐部、兴趣爱好俱乐部等，抗癌明星的榜样作用、与病友间的沟通与交流、丰富的文体活动等，这些社会支持都会减少患者的孤独与恐惧感。最后，再加上善于自我心理调节，患者就可以逐步回归正常的生活中，并且拥有积极、向上、乐观的生活态度。

277. 得了癌症还能继续工作吗?

癌症已非“绝症”，癌症患者经积极治疗后，上班工作完全有可能。然而多久上班则要因人、因发病位置而异，因社会、家庭环境条件而异。癌症患者都很愿意能早日康复，从工作中获得愉快和欣慰，癌症患者适当参加社会活动后，精神上往往会产生更多的信心和力量，注意力也会转移，有益于进一步康复。作为患者的家属，应根据患者的具体情况，协助患者恢复部分或全部家庭和社会工作，切勿过多地包办。作为患者本人，要树立起生活的信心，根据自身实际情况，先从起居做起，适当参加娱乐活动和体育锻炼，培养生活情趣，逐渐恢复病前工作。患者在上班工作的同时，也要坚持到医院做好复查工作。

六、肿瘤患者谈抗癌

乐观的心态，慎重地对待

2005年10月，经过多项检查我确诊了鼻咽癌，辗转多家医院最后来到中国医学科学院肿瘤医院，在主治医生的精心治疗下，于2006年1月4日出院。

转眼18年过去，回顾这18年来的经历，我体会到最重要的是保持乐观的心态。刚得知自己患病时，觉得天都塌下来了，当地的医院也如临大敌。到肿瘤医院后，医生告知我在这里像我这种中期鼻咽癌是很常见的病症，我心里一下子就放松了很多。住院后，看到同一层病房里那么多患者都有说有笑，就彻底丢掉了原先的心理包袱，觉得只要配合医生积极治疗，一切都会好起来的。

出院以后回家休养，我仍然保持这种乐观心态。有朋友来探望，我虽然身体虚弱，但尽可能和朋友有说有笑，向他们描绘在北京治疗时的种种见闻；有朋友通过手机来问候，我在感谢之余，还发些段子，说些笑话，朋友很惊讶我居然有如此心态。但是我也遇到一些挫折，2006年，还是一个谈癌色变的时期，在江南小城里，我作为一个癌症患者还是遭受了一些冷言冷语，家人在单位也被另眼相看。我们无力改变别人的想法，只能调整自己的心态，我始终牢记：不管别人怎么看，自己的生活自己过，自己的身体自己养，别人的冷言冷语，只当其为过眼烟云。为此，每天早饭后，我到公园里转两三个小时，看林荫道上的花花草草，听树林间的鸟语风声。有时候躺在草坪上，晒着暖融融的太阳，什么也不想，看着天上的云飘来飘去，看着一只突然飞来的鸟飞向远处。有时候倚在长廊上，看退休阿姨们唱歌遣兴。我入迷地看着她们唱歌时，也忘了自己是在公园里。生活总是要继续，在上有老、下有小的情况下，我身体好转后，就继续投入工作中。工作中碰到不顺心的事，就告诫自己，千万不要为一时的不顺心发脾气，发脾气改变不了什么，只要身体好，只要活着，就什么都可能有。这样久而久之，我原先的急性子也收敛了很多，以至于熟识的朋友都感觉我像是变了个人。我的鼻咽癌是放疗治愈的，但放疗的后遗症是我出院时所没有预料到的。我2009年9月左耳开始耳鸣，至今没有好转，且逐渐加重，如今双耳已戴上助听器，听力仍大不如前。和别人说话时，注意力需要高度集中，实在听不清时，就告诉对方自己听力不好。对方有时候会表示诧异，但我自己并不过多在意。由于放疗的缘故，我原本一口令人羡慕的牙齿，已脱落了3颗，牙医说还会继续脱落，我只好戴假牙，虽然有一些不方便，但总体上影响并不大，也就顺其自然了。

我的另一个体会是要严格遵循医嘱，慎重地对待身体变化，定期检查。刚出院那年，我每3个月去北京复查1次，之后按医嘱半年或一年去复查1次，每次根据检查结果，及时调整饮食，保证身体尽快康复。多次复查，对我这样一个住在长江南岸的外地人来说，来回路费和检查费，是一笔不小的费用，但能及时了解自己的身体情况，让自己放心，还是值得的。随着时间的推移，很多朋友都认为已没必要再去北京复查了，我和家人仍觉得能去还是尽量去，我们更相信肿瘤医院的水平以及对自己病情的了解。

总之，我18年来的经历，概括成一句话，就是以乐观的心态慎重地对待自己的身体，保持良好的心态，严格遵循医嘱，积极定期复查。

我的重生之路

我叫××，今年38岁，3年前是一位鼻咽癌Ⅲ期患者，目前已回归职场且安全度过3年时光，虽有一些小的后遗症，但已很感恩。这一路走来深感不易，生病前一个经常泡健身房的人无论如何也不会想到自己会得鼻咽癌。生病之后自己作过很多反思和复盘，以下是这次生病一些个人心得、体会和心路历程，希望我的经历能给目前正在迷茫和不安的你一些希望和帮助。

如何发觉自己生病

2019年8月某天的一个早晨，我照镜子突然发现自己脖子左侧突出一块，当时用手摸不疼不痒，以为是淋巴结肿大就没放在心上。10月国庆节回老家，脖子异常仍未消失，但那个时候工作繁忙经常熬夜，我想可能是晚睡的原因。转眼到了11月，有一天临睡前突然流鼻血，我依然没有在意，以为是北京冬天天气干燥的原因。在此之后异样情况增多，早晨洗漱的时候牙龈偶尔出血，鼻涕里也时不时地带些血丝，且左侧脖颈的淋巴结也越来越大。次年2月回到北京，家人嘱咐我找医院去看看脖子，直到这个时候我才意识到脖子的问题可能不是小问题，而此时距离发现脖颈肿块已经过了4个月。

复盘患癌原因

1. 生活习惯

熬夜，如果说高三那年熬夜是为了命运的一搏，那从上大学到生病前的熬夜多多少少是自作自受。至今还记得，确诊前的1个月我还依然在熬夜。从上班开始熬夜算起，到现在已经十来个年头没有好好睡过觉，没有规律生活过了。也没什么事，就是习惯性熬夜，以前是熬夜看小说，后来是熬夜刷抖音。当然有时候也会发愤图强，但是那如昙花一现的努力又有多少是做了无用功！有时候早早就躺在床上，但是身体躺在床上了，心却未躺在床上，就造成了该睡不睡、反受其累的困境。

2. 饮食习惯

重油重盐，辛辣油腻；生病前炒菜时干辣椒、生姜、大蒜大把大把地放，火锅、烧烤、麻辣烫，无辣不欢；不喜欢喝水，不是口渴到不能忍受绝不喝水；还总觉得饿。生病后看了一些中医理论才知道，吃很多东西还觉得饿，主要原因是生理功能不足，气虚。越虚越想吃，越吃身体负担越重，而身体难以运化的那部分就转化成了赘肉，进而导致身体负担越来越重。而很重的身体又需要更多的食物来带动……这就形成了一个恶性循环。

3. 性格问题

生病前争强好胜，自控力不强，恋爱脑。有人说，做事情就应该拿得起放得下。但其实很多人做事，是拿得起放不下，更有的人是拿不起也放不下。关键就在于放得下，放不下的事情最好不要做，做了就做了不要自怨自艾，否则就是自己自寻烦恼。我就是典型的自寻烦恼的人。做事情的时候一股脑地去做了，做了之后没有得到自己想要的结果就开始纠结痛苦，怀疑自己的付出。其实哪有那么多身不由己，做事，要做就做不做就不做，不怨天尤人，所有的付出都是为自己的付出。天下可做的事情只有三种：必须做、应该做和想做。其他的事都不是事，至少不是大事。不贪别人的一句称好和认可，当下的一切自己负责。

在治疗后康复期自己也阅读了一些中医书籍。我认为如果要给所有的健康问题寻找一个共同的根源，那就是心的问题，90%的病都是情志病，先调心再调身，所有的调理都是平衡阴阳、疏通经络、修复细胞。身心是一个整体，在大多数情况下，心志处于主导地位，如果心志出了问题，就会导致身体也出问题。打一个比方，身体是一间屋子，灵魂是这间屋子的主人，如果主人是欢快活泼的，屋子就充满生气；如果主人是悲苦沉闷的，屋子就死气沉沉。事实上，许多疾病源于免疫力低下，而免疫力低下，在许多情况下是由精神的压抑、焦虑、创伤造成。在不知不觉中，心志指挥着对身体不良基因和身体外来病菌、病毒的战斗，如果“指挥官”不作为，战斗必败。

关关难过，关关过

这句话是看到同事钉钉上的一个签名，那一年这句话支撑我走完了整个治疗期。慢慢地我把每一次去医院做检查、治疗都视为打怪，每一次检查过关都是升级，不去医院的时间就是自我回血。

当然，也不是一开始就有这样的心态。生病初期也是悲伤、迷茫、焦虑，后来我总结其实大部分情绪是来自“不确定性”，这个不确定性是对病情的不了解、对医生的不了解、对治疗方案及最终效果的不确定。其实我们每个人都想追求“确定性”，因为确定性能带来安全感，在此基础上可以掌控生活。但癌症患者往往就是失去了这种掌控——对人生的掌控，对生命的掌控。所以我在真正进入正式治疗之后通过每次检查指标的反馈和身体的变化，又慢慢地感受到了这种“掌控”，到治疗后期尽管身体有很多不良反应，但内心几乎没有什么迷茫和焦虑，因为我知道一切都在向好，方向总是大于方法。这里我也总结了一些我的经验和心得：

1. 找对医院

其实多数患者被宣判癌症，第一时间都是很慌，恨不得下一秒就开始治疗，但绝大多数癌症的发生是个慢性过程，是长期的累积，晚几天治疗其实并不会耽误病情。重要的是结合自身情况及家庭经济条件慎重选择，找对医院、选对医生。在来肿瘤医院治疗前我是走过一小段弯路差点去做了外科手术的，幸好自己不糊涂。所以在确诊癌症前，不要急于治疗，耐心做完所有检查，并与专科医生充分沟通。

2. 关于治疗怎么抉择

西医三板斧是手术、化疗、放疗，中医是中药、气功、艾灸等。所谓的选择，其实是“两害相权取其轻”的妥协。但治疗癌症必须以科学为基础，目前的常规治疗都是有数据基础的，于我而言更相信科学治疗，中医辅助。鼻咽癌一般首选以放疗为主的治疗方式，再根据不同分型选择不同治疗方案，比如是否要联合化疗，是否要进行靶向治疗。我是听从了医生的建议，先做了化疗，然后放疗结合靶向治疗。这里有很多人会选择去百度看网上的治疗方案然后对比自己的治疗方案和用药，各种对比和纠结，在我看来很没有必要，每个人的身体素质和基础都不一样，医生在了解各项指标的情况下会综合考虑给出一个最佳治疗方案，那些纠结其实都没有意义，最后反而影响治疗。

3. 自己的事情自己做主

癌症家庭必须要有一个主心骨，也就是核心人物，这个人可以跟医生谈话，可以签字，可以做主。生病期间虽然妈妈一直陪护在身边，但年纪大了很多问题反应慢，爸爸又不在身边，这个时候就要我自己拿主意，想办法。虽然会感到孤独，但人生有些事情总要自己面对。

4. 注重饮食，提升免疫力

俗话说疾病是“三分治，七分养”，癌症的康复和饮食结构、营养结构息息相关，饮食调理得当可以帮助身体更快恢复健康，对降低复发和转移风险具有一定作用。我在治疗期间因放疗引发的嗅觉失灵以及咽喉如刀割等不良反应，都导致我无法顺利饮食，体重从65kg掉到50kg，过程虽然很痛苦，但也强制自己尽量去吃一些食物，特别是易消化、有营养的高蛋白的食物。

治疗结束后的康复之路

8个月漫长的治疗结束后，我的病假其实也到期了，身体暂时还未恢复，于是果断跟单位再请了2个月的假期，先回家休养。我就跟家人去浙江台州疗养，其实准确地说就是去休养，在那里每天会有人帮助做辅助治疗，特别是肩颈部位。因为放疗的原因，刚开始去的时候整个脖颈都是水肿状态，后来在师傅每天的按摩和治疗下，脖子的水肿慢慢消除，脸色也比刚去的时候好很多。记得刚出院时连上3层楼都喘气儿，1个月后上下5层都没问题且不憋不喘，最重要的是身心得到了一定的滋养，11月回到北京之后整个人变得非常轻盈，像重生一样，那种感觉太喜欢了。

我的抗癌之路

2020年4月的时候，我每天睡醒起床总感觉有人在后面拽我的头发，后脑勺、脖子剧疼，甚至在跳绳的时候压根跳不起来，一跳动后脑勺剧疼，后来分析那个时候肿瘤已经侵蚀到我的颅底骨头了。疼痛难忍的我请假到医院就诊，医生告知我是“枕性头疼”，吃安神补脑药就行，我多次申请做MRI、CT，但是医生认为我年轻不需要排查其他疾病，我也认同便就此作罢。

2021年3月我开始不停地流鼻血，但感觉是因为春秋天气干燥就没有重视。后来耳朵听不清楚，在医院诊断为中耳炎。4月的时候，我的舌头开始出现向一侧倾斜的情况，并且控制不住，同时在我开车出行的时候发现后视镜总有两辆相同的车在行驶，我发现我的视觉出现了问题。这个时候我再次到医院就诊，医生认为我的病情严重，当天给我做了检查。晚上出结果便告知我非常不好的消息，疑似脊索瘤，需要做手术而且难度很大，这家医院不太具备手术条件，让我去了一家全国顶级的神经外科医院就诊。绝望无助的我，第二天去医院挂了特需号，全流程重新做了一次检查，医生说可以手术但需要排队1个月。

经过多方努力和多次辗转，我终于在另外一家同样著名的神经外科医院住院并在5月7日完成了手术，手术前医生把所有可能发生的问题都告知于我，提到腿上可能需要割一块肉补在脑子里。手术前的一夜自己想了很多，最坏的结果无非是死亡。尽管我年纪小，但是当时真的没有感觉害怕，作为一个小城市出来的孩子，我感觉该拥有的我都拥有过了。当时我的爱人也是刚怀孕，我也后继有人了，经过我的努力也为父母、妻儿留下一些财产。不过后来跟我爱人聊到这些的时候，她说我这才是最自私的想法。家人、孩子需要的是陪伴，而不是遗产。

刚下手术台时我迷迷糊糊记得，第一件事是先摸摸我的大腿，没有绷带肉还在，我就安心睡觉了。醒来之后主治医生说非常幸运，不是难治的脊索瘤，经过病理确诊为鼻咽癌。做完手术后我的舌头恢复正常了，但后期还需要通过治疗进一步控制病情，需要尽快到肿瘤医院进行放、化疗。

于是又开始了第二次征战，从小要强的我直到那一刻，还是自己独立去跑医院，不想让家人跟着我难受，而且当时也是我爱人怀孕期间。经朋友介绍，我了解到这所肿瘤专科医院拥有全国治疗鼻咽癌最好的大夫，我开始抢号，经过千万种方式挂上了号、见到了主任，我从小特别信命，人生当中出现的每一件事都是已经安排好的，也会有人去帮你渡过难关。主任了解我的病情以后，给予我很大鼓励，之后我的治疗就由主任全权负责。在治疗期间，主任给予了我很多照顾和关怀，并协助我解决医保报销等问题。

在治疗期间我也常常跟自己说，我是个幸运的人，从老家小地方一步步来到北京，在老家的时候都买不起房，来北京后有了自己的家，并结婚生子，每当我遇到难关总有贵人出现来帮助我。有时候又感觉我是一个不幸之人，得上了这个病。不过总体来说，经历这一次洗礼又何尝不是一件好事，通过这次生病、治疗，我整个人的心态、习惯完全改变了，不抽烟不喝酒，减少了无用社交，看淡了前程风光。把重心更多地放在照顾好自己，照顾好爱我的人上。

自2021年7月30日出院后，每次复查主任都会细致地为我作病情分析和指导。让我在看病求医这条路上少走了很多弯路，节省了时间和金钱。其实患病到治疗的整个过程不仅是对我自己的一次审视和洗礼，也是对家庭的一次验证和考验。幸而，我和我的家庭经受住了考验。